松崎有子・著

知られざる高次脳機能障害

その理解と支援のために

編
頭部外傷や病気による後遺症を持つ若者と家族の会
NPO法人中途障害者情報センター

知られざる高次脳機能障害　もくじ

第2章 脳の働きと高次脳機能障害

（カバー裏表紙のイラスト＝若者と家族の会会員のＫ・Ｆさん）

はじめに

あやめ池遊園地で知られる奈良市あやめ池に、「三青園」という瀟洒な四階建ての建物がある。その四階に「頭部外傷や病気による後遺症を持つ若者と家族の会」（以下、「若者と家族の会」と略）の事務所があり、一階では同会の顧問である脳神経外科医・山口研一郎氏が「やまぐちクリニック」を開業している。

初めて三青園を訪れたのは二〇〇一年一一月、「若者と家族の会」の部会の一つ「高次脳機能障害部会」の例会に参加するためである。

当時、私は高次脳機能障害に関する知識をほとんど持ち合わせていなかった。何年か前に、交通事故で脳に大きなダメージを受けて記憶を失ってしまい、就職もできずに困っている青年を取りあげたテレビのドキュメンタリー番組を観たことがあり、「ああ、あの青年も高次脳機能障害だったのかなあ」と思い出した程度である。

例会で当事者と家族の方々から、どのような症状があり、どのようなことに困っているのか、というような話を簡単に聞き、ようやく「高次脳機能障害」がぼんやりと私の中に姿を現した。

しかし、実際に取材を進めてみると、あまりにも問題が山積しており、また難解な働きをしている「脳」の損傷が原因であるため、どこから手をつければいいのかわからない状態になってしまった。

高次脳機能障害を一口で説明すると「あらゆる精神活動に関係する大脳の機能の障害」ということになる。幅広い概念でわかりにくいが、具体的な症状には、記憶力が低下する、喜怒哀楽の感情をコントロールできない、話すことができない、物事を段取りよく順序立てて行うことができない、注意力が持続しない、自発性や意欲が低下する、などがある。

どれも一見しただけではわからないが、日常生活に大きな支障を来す症状ばかりである。残念ながら現時点では、薬物治療や外科手術でこれらの症状を改善することはできず、リハビリテーションで代償機能や社会に適応する能力を身につけるしかない。

ところが医療関係者にさえ高次脳機能障害が十分知られておらず、リハビリテーションを受けずに退院するケースが多い。また高次脳機能障害の評価やリハビリテーションのプログラムも確立されているとは言いがたい。身体障害者は、十分ではないにしろ、さまざまな福祉サービスを利用することができるが、高次脳機能障害者には、福祉制度も整備されていない。当事者と家族は、まさに八方ふさがりの状態である。

救命救急医療が進歩し、これまで助からなかった重症の頭部外傷患者も一命をとりとめることができるようになってきた。しかし、一命をとりとめた後、どのように社会生活を支援していくのか。それが今問われていると言えるだろう。

本書の主題は高次脳機能障害だが、ここで「若者と家族の会」の活動と設立の経緯を簡単に紹介しておきたい。

「若者と家族の会」は、名称通り、頭部外傷や病気によって脳を損傷し、遷延性意識障害（三ヵ月以上意識が回復しない状態）、身体障害、高次脳機能障害などの障害を持つ若者と家族のグループである。

一九九五年に設立され、以来、講演会、電話相談、会報の発行、レクレーション、行政交渉、実態調査などの活動を積極的に展開。当事者や家族間のコミュニケーションを図りながら、脳の損傷による障害者に対する社会的支援を呼びかけている。

結成の呼びかけ人は、現在顧問を務める山口医師だ。山口医師は、以前勤務していたうえだ下田部病院（大阪府高槻市）で、脳外科を担当しており、脳卒中や頭部外傷の患者を診ていた。そこで家族の苦労や不安を目の当たりにすることになる。

脳外科病棟には、交通事故で頭部外傷を負い、寝たきりになった若者も入院していた。退院後の受け入れ施設がないため、彼らはいずれ在宅へと移行することになり、家族に重い介護負担がのしかかる。年齢が若いだけに、将来、とくに親なき後のことが家族は不安でならない。しかし相談するところもなく、家族は途方に暮れていたのだ。また、交通事故の後遺症で一年半寝たきりになっている若者の母親から、転院を促されたものの、どの病院からも断られ困りはてている、というような手紙が届くこともあった。

設立の直接のきっかけになったのは、山口医師が診ていた遷延性意識障害の若者が、交通事故から一年八ヵ月ぶりに意識を回復し、自立生活が可能になったことが、写真週刊誌「フライデー」（一九九四年九月九日号）に取りあげられたことだ。

「フライデー」の発売と同時に、山口医師の元に相談の電話がひっきりなしにかかってきた。相談の内容は「意識を改善させるいい方法があれば教えてほしい」、「退院をすすめられているが、転院先が見つからない。できればそちらの病院へ入院させてもらえないか」、「入院から数ヵ月経ち、チューブからの栄養が中止された。やせ衰えていくのをみるのが辛く、栄養を増やしてほしいと頼んでも聞いてもらえない。どうしたいいだろうか」などだ。

山口医師は、このような問題を抱えた人たちの会が必要であることを痛感し、当時入院や在宅療養していた若者の家族と相談し、準備を始めた。そして一九九五年九月九日、救急の日に「若者と家族の会」が結成されたのである。

「若者と家族の会」の設立の経緯は、遷延性意識障害者が中心だが、活動を始めると多様な問題を抱えている高次脳機能障害に関する相談が多く、一九九九年一月に「高次脳機能障害部会」を発足させた。

また、山口医師は高次脳機能障害者の診察も始め、彼らの「居場所」がないことから、当時院長を務めていた上島内科医院分院のデイケア・センター「ゆかりの家」（大阪府高槻市）で週に一回、高次脳機能障害者のリハビリテーションを開始した。そして二〇〇一年からは、それらの場をやまぐちクリニックに移した。

第一章で山口医師の診察やリハビリテーションを受けている実例が登場するが、詳しくは第三章で述べる。

第1章

なにかが変わってしまった

一、授業についていけず孤立し、苛立ちを押さえられない青年

……………………清水聡さんの場合

交通事故に遭い、意識不明の重体に

清水聡さん（仮名、現在二〇歳）が交通事故に遭ったのは、一九九九年二月四日の早朝、自転車で高校へ登校する途中だった。

聡さんが道路を渡ろうとすると、二台の車が徐行した。ところが渡り始めたとき、三台目の車が猛スピードで前の車を追い越し、聡さんの自転車の後部に激突したのだ。

「聡くんが交通事故に遭い、N病院に運ばれました。すぐに行ってください。」

母親の圭子さん（仮名）のもとに連絡が入ったのは、事故から一時間後。聡さんの担任の教師からだった。あまりにも突然のことで状況がのみこめないまま、圭子さんはタクシーを走らせ、N病院へ向かった。

病院には、すでに担任の教師と校長先生が到着しており、二人のようすから、聡さんが

重症であることを圭子さんは感じ取った。寒さと不安で身体がガタガタ震えていたのを今でもよく覚えている、と圭子さんは言う。

救急処置室の前で待っていると、看護師が聡さんの所持品を持ってきた。

「鞄を渡されただけでは、聡が事故に遭ったとまだ信じられませんでした。同じ学校の学生はいくらでもいる。聡じゃない、人ちがいだろう、と。でも、『聡くんの下着です。時計です』と渡され時、『ああ、聡だ……』と実感しました。」

まだ聡さんの顔を確かめてはいないが、これでわが子の受傷が現実のものとなってしまった。

しばらくして、父親の敏治さん（仮名）と長女の里見さん（仮名）がかけつけた。家族の顔をみると、それまで堪えていた涙がとめどなくあふれ、聡さんの笑顔だけが走馬燈のように頭の中でまわっていた。

「聡くん、わかるか！」

処置室の中から医師の大きな声が聞こえ、思わずかけ寄るとカーテンが開けられた。

聡さんの頭は大きく腫れ上がり、全身を包帯で巻かれている。変わりはてた聡さんの姿を見た家族は、愕然としながらも「聡、聡！」と何度も呼びかけた。しかし聡さんは何の反応も示さないままである。圭子さんは息子の手を握り、足をさすった。聡さんの身体は異様なほど冷たかった。

聡さんの病状について説明があったのは、CT撮影（コンピュータによる脳などの断層撮影）が終わってからだった。脳外科医は頭部の写真を見せながら、家族に厳しい現実を告げねばならなかった。

「脳が最大級のダメージを受け、頸椎も骨折しています。助かる見込みは一％あるかないかです。もし助かっても植物人間になるか、全く別人になるか……。もとの聡くんに戻ることはありません。

幸い首が普通より一センチ太く、髄液がかろうじて通っているので、手術をせずにこのままようすをみましょう。聡くんの若さにかけるしかありません」

圭子さんは頭の中が真っ白になった。しかし、なんとか助かってほしい、どんな状態でもいいから生きていてほしい、と願わずにはいられなかった。

聡さんには、びまん性軸索損傷《じくさくそんしょう》、脳挫傷《のうざしょう》、脳内出血、脳梗塞《のうこうそく》、頸椎《けいつい》骨折、頸髄損傷《けいずいそんしょう》などの診断名がついた。びまん性軸索損傷や脳挫傷などは、高次脳機能障害の原因となる疾患である。

脳挫傷とは、事故などの外力によって脳細胞が破壊された状態である。それによって、出血や腫れを起こす。脳挫傷の部位によっては重大な後遺症が残るが、損傷される部位が局限的であるため、症状との関係が比較的わかりやすい。

それに比べびまん性軸索損傷は、損傷が脳全体に及ぶ。「びまん性」とは、広くまんべんなく、という意味。損傷が脳全体におよび、症状も多岐に渡る。

医師は、「助かったとしても、全く別人になる」という表現で、高次脳機能障害が残ることを暗に伝えていたのだろうか。いや、そんなことよりも、この時点では聡さんの救命が最優先である。

ギターの音に反応。奇跡が起こった

事故の当日から、ＩＣＵ（集中治療室）の待合室で泊まり込む生活が始まり、退院する八月まで、圭子さんと敏治さん、里見さんが交替で聡さんにつき添った。里見さんは当初仕事を休んでいたが、「仕事と聡の命を比べたら、命の方が大事でしょ」と仕事を辞める決心をした。敏治さんは職場が勤務形態を配慮してくれた。

事故から一一日目、意識は回復せず、主治医から再び植物人間を覚悟するように宣告される。

この日、圭子さんと敏治さんは聡さんの所持品を取りに警察へ出向いた。血に染まったマフラーと焼け焦げた制服を手渡され、圭子さんはその場で泣き崩れてしまった。冒頭で述べた事故のようすを聞いたのは、そのときである。聡さんの自転車は原形をとどめず、加害者の車のフロントガラスは粉々で、衝撃の大きさを物語っていた。

聡さんの意識がまだ回復しないことを警官に伝えると、「息子さんを助けられるのは家族の呼びかけだけや。あきらめんと呼びかけをしなさい」と励ましてくれた。

二月二二日、頸椎の固定手術が実施された。骨盤の一部を切除し、それを第三・四・五頸椎に移植してボルトで固定する、というものだ。頸椎の骨折によって体位交換ができなかったため、聡さんの仙骨部に深い褥《じょく》そう（床ずれ。血行障害が原因で皮膚が炎症をおこし、ひどくなれば皮膚が腐り穴があいた状態になる）が発生し、感染の危険性が高かったからである。褥そうの一番の治療は、身体の局所にかかる圧力を取りのぞくことだ。除圧には体位交換が不可欠で、そのために頸椎を固定する必要があったのだ。

六時間に及んだ手術が無事に終了し、聡さんは人工呼吸器を装着した姿で一般病棟に戻ってきた。それから四〇度を超える熱が何週間も続いた。全身に氷を巻いてもすぐに解けてしまう。さらに肺炎を併発し、すぐに痰が詰まって呼吸困難に陥る。そのたびに看護師を呼んで吸引（チューブをのどに差し込んで、痰を器械で吸い取る処置）してもらった。圭子さんたちは、「どんな状態でもいいから生きていてほしい。絶対に助けるんだ」と心に誓い、徹夜の看病を続けた。

脳に刺激を与えようと、病室では聡さんが大ファンだった人気グループ「グレイ」のＣＤをかけていた。術後五日目ぐらいだろうか、ＣＤをかけると手がピクピク動き、ギターの音に反応しているような気がした。そのことを主治医である脳外科のＦ医師に伝えると、「かまわないから家からギターを持って来なさい」と許可が下り、病室で圭子さんが慣れない手つきで弾いて聞かせるようになった。そのギターは、聡さんが事故に遭う一週間ほど前に買ったばかりのお気に入りのギターだった。

ギターの音に反応したのは、気のせいではなかった。ＣＤをかけるとやはりわずかに反応する。三月に入るころには家族の呼びかけに頷くようになり、その後、顔が判断できるまでになった。ベッド上で身体機能に対するリハビリテーションも始まっており、少しずつではあるが手足も動くようになってきていた。

三月三一日、Ｆ医師が初めて笑顔を見せた。

「奇跡が起こりましたね。私を含め、脳外科の誰もが助からないと思っていました。よかった。」

聡さんはそれから、目を見張る勢いで回復へ向かった。五月八日に人工呼吸器が外され、事故後初めて聡さんの声を聞くことができた。

「ありがとう」

かすれた声で発せられたその言葉を聞いたとき、家族は何よりもうれしかったという。

六月に入り、褥そうを手術で塞ぐことが検討されたが、そうすれば術後、長期間に及んでうつぶせ状態を維持しなければならない。リハビリテーションを受けて少しずつ手足が動くようになってきた時期だったので、結局手術は見合わされた。

そして八月二一日、医師からこう説明を受け、退院となった。

「聡くんは病院でリハビリを受けるより、リハビリの先生に教えてもらったことを家でやったほうがええ。この子のためには元の生活に戻すのが一番や」

急性期の治療を終えると、リハビリテーションの専門病院へ転院して社会復帰へ向けたリハビリテーションを受けるのが一般的である。ところが聡さんは褥そうがあるため、転院はできないと言われたそうだ。

退院時の聡さんは、次のような身体状態であった。

杖なしでなんとか歩けるがよぼよぼしている。右手は全く使えない。お腹を揉んでやらないと排尿・排便ができない。普通食を食べられるものの、飲み込みが悪いので固いものやぱさついたものはうけつけない。けいれん発作と転倒の危険があるため、入浴も介助しなければいけない。褥そうは治っていない。

一人では何ひとつできない状態で、退院となったのだ。さらに家に戻ってから、時間の認識がない、記憶力が低下している、感情がコントロールができない、というような症状があることに気づき、家族は愕然とする。それらの症状が高次脳機能障害だと知ったのは、「若者と家族の会」へ入会してからだ。退院から一年以上経過していた。

「ぼくの記憶は、どこかへ飛んでいった……」

聡さんは、二学期が始まる九月一日から再び高校へ通い始めた。本人も「早く学校へ戻って勉強がしたい」と復学を望んでいたのだ。ところが、歩行機能がまだ十分回復していないことと、七ヵ月間に及ぶ入院生活で体力が落ちていたため、家の前から大きな道路へ出るわずかな距離を歩くだけでフーフーと息が切れる。やむを得ず、しばらくタクシーで学校へ通った。

今まで通りに歩けないことは、家族にも予測がついた。しかし、家に帰ってきてから気がつくことがいくつもあり、家族は愕然とする。

圭子さんは、「時間の認識がないことに気づいたときは、『ウソーッ！』という感じでびっくりしました。」と退院直後のようすをこう語る。

「まず起きない。それから、出かける準備に二時間ぐらいかかるんです。ご飯を食べるのに一時間ぐらいかかって、放っておくと三〇分ぐらい歯を磨いているんです。」

寝起きが悪いことは誰にでもあることだし、食事に時間がかかるのは、飲み込みや手の機能が不十分だから、とも考えられる。だが、三〇分も歯を磨いていると、誰しも「どうしたんだろう？」と思うだろう。

何か忘れ物をしたら、遅刻するのにわざわざ取りに帰ってくる、ということも以前にはなかったことだ。ウォークマンのように、忘れても学校へ行けるようなものでも、なければパニックを起こしてしまう。さらに、ひとつのことをしていたらほかのことを忘れてしまうため、頻繁に忘れ物をする。

退院後も外来で身体機能のリハビリテーションを受けており、その日は圭子さんが学校へ迎えに行って、タクシーで病院へ二人で行く。医師から「お母さん、甘やかせすぎとちがいますか」と言われたが、聡さん一人では通院できないのだ。

圭子さんは、担任の教師に学校でのようすを聞いてみた。すると、しゃべるのが遅い、五時間目や六時間目になってももくもくとお弁当を食べている、よく寝ている、という返事が返ってきた。

聡さんは進学クラスに在籍し、成績はクラスで一〇番以内と優秀だった。試験の点数が悪いときでも、「次に期待しとけ」と落ち込むことはなかった。ところが退院後は試験が全くできず、「ぼくの記憶力はどこかへ飛んでいった……」と口にするようになった。自分の興味のあること、たとえば音楽に関することや外国のアーティストの名前はよく覚えているのに、学校で得た知識は忘れてしまったようだ。

聡さんは、行動や学力の面で友人についていくことができなかった。友人にしても、「今までの聡とちがう」と思ったのだろう。ひとり、またひとりと聡さんから離れていき、誰も口をきいてくれなくなった。復学を楽しみにしていた聡さんだったが、しだいに学校を休みがちになり、気持ちもすさんでいった。やがて受験シーズンが到来した。次々に大学に合格していくクラスメートの姿を目の当たりにし、孤独感が深まっていく。しだいに聡さんは家族に暴力を振るうようになっていった。

「聡はクラスの人気者で、友達がたくさんいました。家にもしょっちゅう遊びに来て、いっしょにご飯を食べていたんですよ。友達のことや学校であったことを、私によく話してくれていました。学校に戻ったら、また以前のように楽しくやれると思っていたのでしょう。私たちもそう思っていました。でも、現実はちがいました。聡はそのギャップに苦しんでいたんだと思います。よく笑う子だったのに、笑わなくなってしまって……。それが親としてとても悲しかった……。

無理に学校へ行かせたのが悪かったんじゃないかと思っています。事故の後遺症だとは知らなかったもので、『何時に出るのかわかってるの？　○○時にタクシーに乗らないと間に合わないでしょ！』と毎日せき立てて……かわいそうなことをしました。」

圭子さんはときおり涙ぐみながらこう話した。

ある夜、里見さんの悲鳴が聞こえた。圭子さんが驚いて子ども部屋に行くと、聡さんが里見さんにナイフを向けている光景が目に飛び込んできた。聡さんは不自由な右手を傷つけ、それを止めようとした里見さんにナイフを向けたのである。圭子さんは、やっとのことで、聡さんからナイフを取りあげることができた。

「身体の傷は癒えても、心の傷は癒えない……」

そのとき呟いた聡さんの言葉を、圭子さんは今でも忘れることができない。聡さんの心の傷は、予想以上に深かったのだ。

仕事も辞めて、懸命に聡さんの看病をしていた里見さんだったが、この事件以来、部屋に閉じこもるようになってしまった。どうすればいいかわからない圭子さんは、仕事で疲れて帰ってくる夫に感情をぶつけてしまい、気まずい雰囲気になることもしばしばだった。家族はしだいにぎくしゃくしていった。

卒業式が目前に迫っても、聡さんの進路は決まらなかった。本人は大学進学を希望し、志望校の試験を一次も二次も受けると言いはる。しかし担任の教師から「それは無理だからほかの大学の二部へ行ってはどうだろうか」と勧められた。卒業時、聡さんの成績は最下位だったので、教師に任せることにした。

卒業式が終わっても、聡さんは不自由な体を引きずって学校へ通い、たった一人の教室で勉強を続けた。友人はみんな去ってしまったが、ありがたいことに一人だけ、聡さんに毎日勉強を教えてくれるクラスメートがいた。教師も勉強を見てくれ、高校側の配慮によって何とか大学の二部へ入学させてもらうができた。

病院も役所も相談にのってくれない

聡さんが大学へ通い始めて二年になろうとするころ、取材のために清水さん宅を訪れた。駅まで迎えに来てくれた圭子さんと家へ向かう途中、友人の家へ遊びに行こうとしていた聡さんとすれ違った。圭子さんが「聡、気をつけて行きや」と声をかけると、「ああ」とぶっきらぼうに答え、そのまま駅へ向かって行ってしまった。母親に声をかけられて恥ずかしがっているような、どこにでもいる二〇歳の青年に見えた。足取りもしっかりしている。

しかし、聡さんと家族の状況はほとんど好転せず、大学へ通い始めると次々とトラブルが発生する。

高校に在学中、聡さんが行方不明になり、警察に捜索願を出したことがあった。それ以来携帯電話を持たせ、道に迷ったら家に電話をするように言い聞かせていた。

ある日、聡さんから電話がかかってきた。

「ああ、お父さん。ぼく、どこへ行くんやろ……」

「おまえ、学校へ行くんやろう」

「ああ、そうか……」

道順がわからなくなるだけではなく、自分がどこへ行こうとしていたのか忘れてしまったのだ。

それからは、圭子さんが大学の近くの駅まで送っていくこともあったが、聡さんの体力は衰えたままで、家から駅まで歩くだけで疲れてしまう。敏治さんが車の免許を取り、送り迎えするようになった。授業が終わったら電話をするように言うのだが、それさえも忘れてしまうことがある。

聡さんは大学でも授業についていけず、単位はあまり取得できていない。物事に固執するところがあり、しつこく教師に質問するので、クラスメートからは「質問魔」のように思われているらしい。聡さんは、クラスメートから「おまえ、質問するな。お前が聞くと長いし、しゃべるのも遅いし、皆迷惑している」と言われたことがあり、圭子さんにこう聞いた。

「お母さん、ぼく、しゃべるの遅いか？」

「そうやなあ、早くはないなあ……」

「これ、事故の後遺症かなあ？」

「そうやなあ。だからリハビリせなあかんなあ」

クラスメートの言葉で、聡さんは初めて自分が話すスピードが遅くなっていることに気づいたようだった。

相変わらず時間の認識がなく、家を出なければいけない時間になっても、まだ歯を磨いている。ところかまわず寝てしまうことも、そのままである。台所の床でストーブをつけたまま寝てしまうこともあり、家族は一時も目を離すことができない。二〇歳の青年かと思うと、幼児のようになってしまうこともある。

家族が一番対応に困っているのは、聡さんが感情のコントロールができないことだ。授業についていけないことや、クラスメートとの人間関係がうまく築けないことでイライラしているせいもあるのだろうが、ちょっとしたことですぐに怒り出す。自分の話を聞いてくれないとか、聡さんの話に家族がすこし言葉をはさむだけで怒ってしまい、その感情がなかなかおさまらない。そして、手が出る。

「この間はお風呂に入っているときに怒りだして、タイルを殴ったもんやから、その破片でけがをしてしまって……。そんなことは日常茶飯事です。聡は陽気でどんなことでも自分の中で消化できる子でした。それなのに、今では自分でも『押さえがきかん』と言っています。

そうかと思うと『今日はどうなってるの？』と思うぐらいハイになって、歌を歌ったりしてね。感情の起伏がすごく激しいんです。」

家族は肉体的にも精神的にも疲れはてていったが、どこにも相談するところがなかった。交通事故の被害者としてなんらかの支援が受けられるのではないかと思い、時間を作って区役所へ行ったが、「事故相談日」に出直すように言われた。そしてその日に行くと、担当者から心ない言葉を浴びせられた。

「あんたは運が悪かった。車があと一分遅ければ事故に遭わずにすんだのに」と言い放ったのだ。圭子さんは、被害者の気持ちを逆なでするこの態度に、激しい憤りを感じずにはいられなかった。

退院後は、Ｎ病院の脳外科と整形外科のリハビリテーションへ定期的に通っている。脳外科は主にけいれん止めの薬をもらうためだ。頭部外傷の場合、受傷から二年ぐらいはけいれん発作を起こすことがあり、聡さんも大学へ行き始めたころからたびたび発作を起こしていたのだ。整形外科は、褥そうの状態を診てもらい、処置薬をもらうためでもある。

外来では当然医師の診察を受けるが、話を親身になって聞いてはくれない。脳外科の医師に、「何をするのにも時間がかかるんです。記憶力も低下しているみたいで……」と言っても、「そうですか。しかたないですねえ。お薬もないしねえ――」ですまされてしまう。入院時に力になってくれたF医師は、病院を変わってもういない。

聡さんは病院へ行きたがらず、言い聞かせて連れて行くだけでも一苦労である。行きたがらないのには、それなりの理由がある。病院で何度もいやな思いをさせられてきたからだ。

入院中、聡さんの左足に水が溜まり、整形外科の医師に診てもらった時のことである。「こんなもん、治れへんわ」と、医師は一言。

聡さんはショックを受け、それからリハビリテーションを拒むようになったが、F医師から「君は歩いてこの病院を退院するんだぞ」と励まされ、再びリハビリテーションを受けるようになったのだ。

自動車保険の関係で診断書を依頼したときも、聡さんを前にして、一人の医師は耳を疑うような言葉を発した。

「事故との因果関係をどうやって説明するの？　生まれつきとちがうか。生まれつきやったら、一生治れへんよ」

聡さんは顔色を変えて診察室を飛び出してしまった。

看護師から「五〇〇円はげができてるわ」と言われたり、「診てもらうのが当たり前やと思うなよ」という態度で接する医師もいた。

役所も病院も支援の手を差しのべてくれず、家族の苦労と不安は軽減されることがなかった。

そんななか、圭子さんは山口研一郎医師が高次脳機能障害の患者を親身になって診ていることを新聞記事で知り、相談に行った。聡さんの受傷から一年半以上経過した二〇〇〇年九月のことである。山口医師から、高次脳機能障害であることを知らされ、やまぐちクリニックで行っているリハビリテーションに来るようにすすめられた。

やまぐちクリニックは自宅から電車で一時間以上かかり、聡さんの体力を考えると敏治さんが休みの日に車で連れて行くしかない。そのため、月に一～二回しか参加できないが、家族の大きな支えになっている。

「山口先生は聡の話もよく聞いて下さって、助けられています。近くにこんな病院があればいいいんですけどね……。

日々いろんなトラブルが発生し、こんな状態がいつまで続くんだろうかと思うと不安でいっぱいですが、聡がいるのといないのとでは大ちがいです。入院しているときは、食卓に息子の茶碗だけがなくて、それが寂しかった。聡の茶碗をみるたびに涙が出て、『なんで……』という問いかけばかりしていました。ＩＣＵの待合室でいっしょだった家族の中には、娘さんを亡くされた方もいます。その方は、娘さんの思い出しかないのだから、生きていてくれただけでありがたいと思わないと——。

大学は留年しても八年間は行けるだろうから、その間に、何か生きていく目標を見つけてくれればと思っています。」

圭子さんはそう言葉を結んだ。

二、就職や自立の不安を抱えながら、施設から施設へ

……………………今井浩弥さんの場合

リハビリテーションで身体機能は回復

高次脳機能障害があることに気づくのは、家族であることが多い。脳に大きなダメージを受け、九死に一生を得て家族はホッと胸をなで下ろす。しかし、退院して日常生活を始めると、「なにかおかしい」、「なにか今までとちがう」と気づくのである。

今井加寿子さんもそうだった。

一九九七年一一月一日、息子の浩弥さん（現在三八歳）は、大学時代の後輩と飲みに行った帰り、路上でアベックに言いがかりをつけられ、いきなり掴みかかられた。後輩は慌てて一一〇番通報をしに行ったが、その間に浩弥さんは暴行をうけ、後輩が電話ボックスから戻ると頭から血を流して倒れていた。

右側頭部《みぎそくとうぶ》頭蓋骨骨折《ずがいこつこっせつ》、急性硬膜外血腫《こうまくがいけっしゅ》、脳ヘルニア。これが搬送先の協立脳神経外科

病院（兵庫県西宮市）でつけられた診断名である。血腫が大きくなったため、翌日の早朝、血腫を取りのぞく開頭手術が実施された。

加寿子さんは、「あとは浩弥さんの生命力しだいです」と医師から告げられ、「助からないかもしれない、と思った」と当時を振り返る。

意識不明の状態が一二月末ころまで続くが、術後二週間目ごろから、ベッド上で手足を動かすリハビリテーションが始まる。加寿子さんは、気功を習っている友人から「足の裏にツボがある」と聞き、毎日足の裏をもんだ。

病院の面会時間は午後四時から七時まで。「今日は気がついているかな？」と、意識の回復を期待しながら毎日病院へ通ったが、変わらない日々が続いた。

浩弥さんがぼんやり物を目で追ったのは、一二月一〇日ごろだ。そして、クリスマスに「サンタさん……」と初めて字を書き、自分の思う事を伝えることができた。

加寿子さんは、意識が回復すれば自然と体が動くと思っていた。ところが浩弥さんは赤ちゃんと同じだった。首はグラグラして座らない。ベッドを起こすと、上半身がずり落ちてしまう。二ヵ月ほど寝たきりだったので、筋力が低下しているのだ。その後、赤ちゃんが成長していくように少しずつ筋力がつき、体が動くようになっていった。

医師からは、脳の損傷による障害――左半身麻痺《まひ》と視野狭窄《しやきょうさく》が残ると言われた。視野狭窄は、視野の一部が欠けて見えなくなる状態で、浩弥さんの場合、両眼の左側四分の一が障害されている。だが今にして思えば、見えていてもそれが何か認知できない視覚性失認症（78ページ参照）もあったのではないかと加寿子さんは考えている。

急性期の治療を終え、二月五日に兵庫県立総合リハビリテーションセンター（以下、リハビリテーションセンターと略）へ移る。その時点の浩弥さんは、以下のような状態だった。排泄は大便・小便ともにオムツを使用。左半身は麻痺しているが、歩行器を使えば歩ける。だが、視野狭窄があるため、まっすぐに歩けない。食事は自分で摂取できる。気管切開の後遺症で声がかすれて聞き取りにくいが、会話はできる。

リハビリテーションセンターでの目的は、歩行器なしで歩けるようになることと、左手が上まで上がるようになることだった。同センターに約三ヵ月間入院し、目的は達成。こちらから促すと排泄の失敗も少なくなり、身体機能はほぼ回復した。

何かおかしい、今までの息子とどこかちがう……

身体機能が回復すれば、社会復帰ができる、と誰もが考えるだろう。今井さん親子も例外ではない。リハビリテーションセンターを退院し、自宅療養に移った一九九八年九月、浩弥さんは合同就職面接会に参加した。事件当時、浩弥さんは営業マンとしてこれまで勤めていた株式業界の新聞社を退職し、アルバイト中だった。そのため、新たに就職先を探す必要があったのだ。

ところが、会場での浩弥さんのようすを見た加寿子さんは、「なにかおかしいなあ」と感じた。「ここに並んでください」と言われると、ずっとそこに並んでいるし、面接の順番を待っているあいだ、いすに座ってぐうぐう寝てしまうのだ。「どうしたんだろう」と思いながらも、「あれだけ大きなけがをしたんだから、こんなもんかなあ」と加寿子さんは考えていた。

日常生活の中でも、「あれっ……」と思うことがしばしばあった。加寿子さんはこう言う。

「身体的には何も問題がないんですが、一人にしておけないんです。『お茶入れてね』と頼むと、やかんを火にかけたままいなくなってしまったり、好きな新聞を読んでいたら、お湯がシュンシュン沸いてても知らん顔なんです。」

また、食事中に鼻をかもうと思ってティッシュペーパーを取りに行くが、ティッシュペーパーを置いてある位置が、いつもと少しちがうだけで見つけられない。ティッシュペーパーが見つかって鼻をかみ、その横に新聞があれば、食事を中断して新聞を読みふける、というようなこともあった。

確かに、「あれっ、どうしたんだろう」と思える行為であるが、まさか高次脳機能障害だとは思いもよらない。加寿子さんは「高次脳機能障害」という言葉も知らなかったし、第一、協立脳神経外科病院でもリハビリテーションセンターでも、高次脳機能障害については何の説明も受けていなかった。

加寿子さんは、ティッシュペーパーを見つけられないのは、「左側に置いてあれば、視野狭窄のために見えにくいからだろう」と受け取っていた。受傷後は、子育てを赤ちゃんからやりなおすような状態だったので、「好きなものが目に入れば、ご飯そっちのけで夢中になるなんて、まだ子どもみたいだなあ」と加寿子さんは思っていた。

これも今にして思えば、であるが、入院中にも高次脳機能障害を思わせるようなことがあった。

意識が回復して手が動くようになってから、浩弥さんはノートに走り書きをすることがあったのだが、そこには「誰かに追われている」、「車の向こうから誰かに狙われている」

と被害妄想的な文章があったり、妹の名字だけまちがって書いてあったりしたのだ。しかし文字は覚えていて、難しい漢字もローマ字も使っている。

リハビリテーションセンターに入院中には、受傷前の友達のことは覚えているのに、協立脳神経外科病院で出会った人のことを「知らん」と言うことがあった。この時も加寿子さんは、「たまたま忘れているだけだろう」と、それほど気にはとめなかった。

合同就職説明会に参加した後、浩弥さんは、リハビリテーションセンター内にある身体障害者自立生活訓練所（以下、自立生活訓練所と略）に約六ヵ月間入所するが、ここでも高次脳機能障害という言葉は一度も聞いていない。同施設の入所者は、脊髄損傷などによる身体障害者が多いため、職員は高次脳機能障害に関する知識があまりなかったのだろうか。ケースワーカーから「今井君は何も言ってこないし、自分から何かをしようとしない」と加寿子さんは言われた。浩弥さんはもともと積極的な性格ではないが、覇気がなく、どこか一本抜けているような感じを加寿子さんも受けていた。意欲や発動性の低下も高次脳機能障害の一つであるが、自立生活訓練所では高次脳機能障害とは捉えていなかったようである。

浩弥さんは就職先が決まらず、一九九九年四月から一年間、国立県営兵庫障害者職業能力開発校（以下、能力開発校と略）のＯＡシステム科へ通った。ここは障害者の就労支援のための施設で、入校に際して試験がある。試験に合格したため、浩弥さんには高卒程度の学力はあると加寿子さんは思った。しかし、どこか今までとちがうことに、ここでも気づかされる。

「面接の時、先生（医師）が手帳を何気なく息子の前におかれました。そしたら、息子が嬉々として元に戻したんです。おとなのすることじゃありませんよね。先生に『おかしいですよね』と言うと、『脳の外傷の後遺症かもしれませんね』とおっしゃいました。この時、おとなの感覚には戻ってないなあ、これが後遺症なのか、とは思いましたけど……」（加寿子さん）

簿記の検定料を持って行くものの合格書を持って帰ってこない、ということもあったため、加寿子さんは思いきって終了式の時に、能力開発校での浩弥さんのようすを先生に聞いてみた。すると、「クラスの中で孤立し、居眠りしていることが多かったですね」という言葉が返ってきた。同校の常勤医は、「すぐに寝てしまうのは、けいれん止めの副作用のためでしょう」とも言った。当時は、けいれん止めを一日に六錠も飲んでいたため、それも関係していたのだろう。

浩弥さんはもともとマイペースな性格だったが、それがひどくなり、孤立してても なんとも思わないようになっていたのだ。

ようやく高次脳機能障害と診断

「うちの子と同じや！　やっぱり、おかしいんや！」

浩弥さんが能力開発校を卒業したころ、加寿子さんは「若者と家族の会」の紹介記事を目にし、そう確信した。

加寿子さんは、すぐに「若者と家族の会」に連絡を取り、当時上島内科医院分院院長を勤めていた山口医師のところに浩弥さんを連れていった。

加寿子さんが、「なんか、おかしい」と思っていた数々のでき事を話すと、「ああ、高次脳機能障害ですね」と山口医師は答えた。そして「うちで高次脳機能障害のリハビリテーションをやってるから、参加してみたらどうですか」とすすめてくれた。

浩弥さんが受傷してから二年あまり。これまで「あれっ？」と思っていたことが、ようやく頭部外傷の後遺症である「高次脳機能障害」だと診断されたのだ。加寿子さんは、モヤモヤとした霧が晴れたような気持ちだったという。

高次脳機能障害は「わかりにくい障害」である。高次脳機能障害があっても、身体機能が回復すれば見た目にはこれまでと何ら変わりはない。さらに、脳のすべての機能が障害されるわけではないので、これまで通りにできることもある。そのため、家族は「なんか、おかしいなあ」と感じても、「たまたま忘れてるだけだろう」などというように、やり過ごしてしまうことが多い。

もちろん障害の程度によって差はあるが、浩弥さんの場合はまさにそうだった。浩弥さんと会って少し話をしたが、会話は普通に成立し、それだけでは高次脳機能障害があるとはわからない。

――自分で何か困ってることはありますか。

「しいて言えば、うっかり忘れかな。何かしようとしてても、ほかのことをするとそれを忘れてしまう。あとから言われたら気がつくんですけどね。ほかは、何も不便を感じていません。」

――どんな仕事をしたいと思ってるんですか。

「体のことを考えると、デスクワークでしょうねえ。」

――訓練が休みの日は何をしてるんですか。

「一日中、部屋でボーっとしてるか、本を読んでます。読書が趣味なんです。」

このように、こちらの質問に対して的確に返事が返ってくる。浩弥さんから積極的に話し出すことはないが、初対面の相手には誰もがそうだろう。

初対面の人間や家族が高次脳機能障害だとわからないのは当然であるが、これまで浩弥さんを診てきた医師やリハビリテーションの専門職は、なぜ診断できなかったのだろうか。それは、医療関係者でさえ、高次脳機能障害に関する知識が少ないのが理由の一つだろう。このあたりの事情は第3章で触れることにする。

職業能力開発校へ入学してから、浩弥さんは一人で外出しているが、道に迷わず目的地へ行くことができる。また、目的地の手前の駅止まりの電車には乗ってはいけない、という判断もできるのである。しかし、浩弥さんの高次脳機能障害の症状を見ていると、一人暮らしや就職に、加寿子さんは不安を感じずにはいられない。

「買い物を頼むとき、少しでも脳の訓練になればと思って、『市場で串カツとコロッケ、スーパーでお豆腐を買ってきて』と頼むんです。そしたら市場のことは忘れて、三つともスーパーで買って来るんです。全部を忘れるのではなくて、一部を忘れるんですね。本人も言ってましたが、物忘れがちょこちょこあります。出さないといけない郵便物でも、トイレへ入ったらそこに置いて忘れてしまう。それで、どこに置いたかわからなくなるんです。」物を見つけられないこともあると言う。浩弥さんは、財布はいつもズボンのポケットに入れ、帰ってきたらベッドの上に置いている。しかし、ベッドの下に落ちていたり布団がかかっていると見つけられないのだ。冷蔵庫にある牛乳が見つけられず、「ない！」と言いはることもあった。いつもは紙パックの牛乳だが、その日はたまたま試供品でもらったビン牛乳だった。ビン牛乳は小さいころしか飲んでいないので、牛乳と結びつかなかったようで、加寿子さんが「ビンの牛乳があるでしょ」と言ってやっと気がついたのだ。

加寿子さんは、将来の不安をこう吐露する。

「症状は軽い方だと思います。感情のコントロールはできるし、他人に合わせることもできます。でも、けがをしてからもう丸四年です。就職ができるのかどうか……。もし仕事に行くなら、寝過ごさないように習慣づけないといけないし、物を探すのに時間がかかって仕事がうまくできないんじゃないかと心配です。

けがをする前は、息子は一人暮らしをしていました。本人は『今もやろうと思えばできる』と言いますが、このままでは無理だと思います。家族は臆病になっているところがあります。でも、もし火を使ってるときに好きなものが目に入って、それに集中してしまったら……。火事は自分のところだけではすみませんから。

高次脳機能障害といっても、できることもありますから、おんぶに抱っこじゃなくて、できないところだけカバーしてくださるグループホームのようなところがあればいいなあ、と思っています。親が元気なうちに、なんとか自立できればいいんですが……。」

親が亡くなった後、この子はどうやって生きていくんだろう——。これが両親のもっとも大きな不安である。高次脳機能障害者に対する福祉制度が整備されればいいが、今のところ、残念ながら皆無と言わざるを得ない。

浩弥さんは、職業能力開発校を卒業してから、やまぐちクリニックのリハビリテーションに通い始めた。しかし回数が少なく、家にいても何もせずに一日を過ごすことが多いので、大阪市更生療育センターの重度身体障害者更生援護施設に一年間入所した。ここでは入所時から、高次脳機能障害のリハビリテーションを受けているが、目を見張るような変化はない。そして二〇〇二年の四月から一年間、大阪府の障害者職業能力開発校に通えることになった。

加寿子さんは「今は、行くところがあるのが一番かな」と言う。しかし、職業能力開発校を卒業した後はどうするか——。家族の不安は尽きない。

三、重度の記憶障害を、分厚いシステム手帳でおぎなう

……石橋裕之さんの場合

「こんにちは。どうぞ入ってください」

石橋裕之さん（現在三八歳）は、にこやかに私を迎えてくれた。裕之さんとは「若者と家族の会」の例会でお目にかかったことがある。妻の佳世子さんから「この人、覚えてる？」と聞かれると、「うん、覚えてるよ。名前は忘れたけど……」と答えるやさしそうな男性だ。

「『石橋さんのご主人はおだやかで、人当たりがよくていいわね』とよく言われます。でも『私の苦労を知ってよ！』と言いたいですね。障害だからしかたがないとわかっていても、ついイライラしてしまうことがあるんですよ。」

裕之さんには身体障害はないが、重度の記憶障害や地誌的障害（道順を覚えられない）、共感性の低下などの高次脳機能障害がある。しかしそれらの障害は一見しただけではわからないので、「おだやかで、人当たりがよくていいわね」ということになるのだろうが、

生活をともにしている佳世子さんのストレスは大きい。裕之さん自身も自分の高次脳機能障害を認識していないため、まわりの対応に釈然としないものを感じているようだ。

急に高熱を出し、意味不明の状態に

一九九六年三月、裕之さんは急に三九度の高熱を出した。それが単純ヘルペス脳炎による発熱だとわかったのは、一〇日ほど経過してからである。

高熱を出した日はたまたま週末だったため、休日診療所を受診すると、「風邪でしょう。明日ちゃんと診てもらいなさい」とのこと。翌日、近所の医院を受診した。ここでも「風邪みたいですね」と言われたが、念のために血液検査を行い、抗生物質と胃薬をもらって帰ってきた。検査の結果が出るまで、薬を飲んでようすをみるしかない。

当時、裕之さんは建築設計会社に勤務し、休みが取れないほど忙しい毎日を送っていた。近所の医院から帰ってきてからも仕事のことが気になり、会社に電話ばかりしていたという。

二日たっても熱は下がらず、このころから裕之さんのようすがおかしくなってきた。自分が書いた図面の説明も満足にできず、仕事の引き継ぎに来てくれた後輩に、「これ、俺が書いたんか?」とたずねるありさまである。お粥を食べさせても目の焦点が合わずぼやっとしている。かと思うとテレビに話しかけたり、テーブルの下をのぞいて「どうなってるの?」と聞いたりするのだ。佳世子さんは、このような状態を医師に伝えたが、「熱でぼーっとしてるからでしょう」という返事しか返ってこなかった。

ところが一週間後、血液検査の結果を見た医師は、神経内科へ行くようにすすめ、大阪大学病院に紹介状を書いてくれた。検査結果がもう少し早くわかっていれば、事態は変わっていただろうか。その夜、裕之さんは「死んでしまうのではないか」と思うぐらい、ぐったりしてしまったのだ。恐怖に駆られた佳世子さんは、家から近い豊中市民病院の救急外来へ連れていった。裕之さんは足もとがふらつき、医師の質問にもまともに答えられない状態だった。

翌朝、紹介先の大阪大学病院へ向かったが満床で入院できず、大阪府立病院の神経内科へ入院することになった。

ヘルペス脳炎で、障害が残ると宣告される

「たぶん脳炎でしょう。記憶障害と失語症などの言語障害が必ず残りますよ。」

大阪府立病院の主治医は紹介状を見て、障害が残ることを断言した。

単純ヘルペス脳炎の診断が下ったのは、その数日後である。単純ヘルペス脳炎は、ウィルス感染によって脳が炎症を起こし、脳細胞が破壊される疾患だ。死亡率が高く、生存しても後遺症が残る。裕之さんは左の側頭葉が障害されていたのだ。

「障害が残る」と医師から宣告されると、ほとんどの家族は目の前が真っ暗になる。裕之さんの両親も大きなショックを受けた。しかし佳世子さんは、記憶障害がピンとこなかったものの、障害は受け入れることができた。

「実は、ついこの間まで知的障害者の施設で職員をしていたんです。だから障害の受け入れが早かったのかもしれないですね。ただ、記憶障害って、どんな状態になるのかよくわかりませんでした。失語症は何となくわかりますよね。言葉が通じないのは困るなあ、と。でも、障害が残るのならしかたがない。何とかしよう！という思いでした。」

障害者に係わる仕事をしていただけあって、佳世子さんは障害者施策にも精通しており、後にそれが大きな強みになる。

裕之さんの家族には、もう一人専門職がいる。結婚して東京に住んでいる裕之さんの妹である。妹は看護師で、しかも結婚するまで神経内科の病棟に勤務していたのだ。そのため佳世子さんは、東京からかけつけてくれた妹とこれからのことを冷静に話し合うことができた。また、昼間は佳世子さんがつき添い、夜は妹がつき添ってくれた。

薬での治療が始まってから二週間近く経ったころ、裕之さんは切迫脳ヘルニアを起こし、意識不明の状態に陥った。しかし、幸いにも一〇日ほどで危険な状態を脱し、めざましい回復を遂げた。

右半身麻痺が残っていたが、二～三週間で麻痺がとれ、ゴールデンウィーク明けから、治療と並行して作業療法と言語療法が始まった。佳世子さんが、「早くリハビリテーションを始めてほしい」と医師に頼んだのだ。

リハビリテーションを始めたころの裕之さんは、次のような状態だった。

自分の名前は言える。佳世子さんが自分の妻であることはわかるが、名前が出てこない。両親に対しても同じで、自分の親であることはわかるものの、名前は忘れていた。また、爪切りを渡されて、「何に使いますか」と聞かれると、爪切りを頭にあてた。バナナを皮のまま食べることもあった。爪切りやバナナが、どんなものであるかわからなくなっていたのだ。

失語症は、話すことができない、話の内容が理解できない、まちがった言葉を使う、などの症状が現れる障害だが、これはそれほど心配することはなく、リハビリテーションは作業療法が中心になった。

作業療法では、記憶を呼び戻すために絵を描いたり粘土細工などをするほか、メモを取る訓練もしていた。裕之さんは、思い出す力（想起力）だけではなく、今見たり聞いたりしたことを即時に覚える力（記銘力）も低下していたため、メモを取る習慣をつけようとしていたのだ。ところが、本人には記憶障害の認識がないため、「なぜ、こんなことをしないといけないのか」といやがっていたそうだ。

ところで、裕之さんは、発症したころのことを覚えているのだろうか。本人に直接聞いてみた。

「高熱を出したときのようすや、リハビリテーションを始めたころの状態をよく聞くんですが、いくら聞いても自分がそんな状態だったとは思えないんです。熱を出してテーブルの下をのぞいたりしたことも覚えていないし、そんなことをしたとは思えないんです。」

裕之さんの口調からは、記憶がないだけではなく、当時の状態を否定しているような印象を受けた。家族から話を聞いても「ああ、そんな状態だったのか」と認められないようである。

おとな同士の会話ができない

大阪府立病院は約五ヵ月で退院し、その後もしばらくの間は同病院のリハビリテーションに一週間に二回通った。退院時には、佳世子さんと両親の名前はわかるようになっていたが、記憶障害がそれ以上大きく改善されることはなかった。

裕之さんはパソコンが大好きだったので、その記憶は残っており、文字入力はできる。ところが病気を発症する前には使っていなかったインターネットと電子メールの操作は、何度教えても覚えることができない。携帯電話のいろいろな機能も使いこなすことができない。さらに、引っ越した自宅の住所と電話番号も覚えることができないのである。

「最初から治らないものと考えていました。ですから、『こうしたら改善されるのでは』と思うより、どうすればできることが増えていくかを考えていました。残っている力をフルに使って、記憶の代償手段を使いこなせるようになってもらいたいんです。」（佳世子さん）

今では分厚いシステム手帳が、裕之さんの記憶の代わりをはたすようになった。そこには、日課表（ホワイトボードに日付を書く、体温を測る、歯磨き・洗顔をする、新聞を取りに行く、など）や毎日の行動の記録、予定などが書き込まれてあり、裕之さんはそれを見て行動している。また、地誌的障害もあるため、家の近所や駅までの地図も入っている。

裕之さんがシステム手帳を「大事な物」と認識するのに三年かかったが、外出するときはもちろん、トイレにもシステム手帳を持ってはいるようになった。だが、障害の認識はいまだにできていない。

「なぜ、毎日の行動をメモしてるんですか。記憶がなくなるからですか」と聞くと、「病気の前から書いていました。書きたいから書いているんです」とのこと。「この手帳がなくなったら、困りますね」という質問に対しては、「なくなったことがないから、困るかどうかわからない」という返事が返ってきた。

佳世子さんが外出するときは、お昼ご飯を用意し、その日の用事と昼食の内容などをメモに残している。たとえば、ある日のメモはこんな具合である。

●掃除機をかける。
●ソファの上の洗濯物を片づける。
●座布団のカバーを替える。
●昼食　ラーメンを作る、おにぎり、豆腐、黒豆。お湯をわかすときは換気扇を回す。

●昼食の後かたづけをする。
●パソコンは一時間ぐらいでやめる。
●困ったときは携帯電話に電話する。

このようなメモを残しておけば、一人にしても心配はない。ただ、誰が来ても覚えていないので、後でフォローすることができないことなどから、電話やインターホンが鳴っても出ないように言い聞かせている。

システム手帳の活用やメモを残しておくことで、裕之さんの日常生活はほぼ自立できている。一人でも冷蔵庫にあるものを食べ、着替えもできる。生活習慣もある。地図をみながら目的地へ行くこともできる。金銭管理、火の始末、戸締まりもできる。

では、佳世子さんは何にストレスを感じているのだろうか。

「普通の会話ができないんです。おとな同士の会話がなり立たない。それが一番イライラするんです。」

これは、実際に裕之さんと話をしてみないとわからないだろう。私は少々会話を交わしただけだが、どことなく「理屈っぽさ」を感じた。もし日常的になると、やはりイライラするだろう。

たとえば、「〜どう思う?」と聞くとしよう。それが食べ物なら、おいしいとかまずいという話になる。ところが裕之さんは、「どう思うって、どういう意味?」から始まる。「晩ご飯、なに食べたい」と聞くと、「何って、どういう意味?」と返ってくるのだそうだ。

話を聞いていた裕之さんが、私たちの会話に参加してきた。

「聞かれてることがわからないから。もっと具体的に聞いてほしいよ。『何食べたい』と聞かれたら、何でも食べられるみたいだけど、そうじゃないし……」

佳世子さんは、裕之さんとの会話がどんどん面倒になり、しゃべらなくなっていく一方で、込み入りそうな話は紙に書いて渡していると言う。

裕之さんに向かって、「家にいても、私はあんまりしゃべらないよなあ」と佳世子さんが話しかけると、「家にいなかったらしゃべるの?」と裕之さん。ほら、この調子なんです、というような表情で佳世子さんは話を続ける。

「話を聞くのもしんどくなり、適当に聞き流していると、『なぜ、ぼくの話を聞いてくれないの』と怒るんです。私だけならまだしも、初対面の人でも友達でも、誰に対しても同じ調子だから、いやがられるんじゃないかと思います。知的障害者の場合は、症状が重くても、素直で素朴でかわいげがあります。でも主人のような症状では、かわいげがありません。望みすぎているのかもしれませんが、誰かの世話にならないといけないんだから、『石橋さんのご主人といると楽しい、ホッとする』と言われるような障害者になってほしいと思っています。」

就労への険しい道

石橋さん夫妻の当面の目標は「就労」である。障害者年金と佳世子さんのアルバイトで、今のところ生活に困っていないが、裕之さんはまだ三八歳。元来「仕事人間」であり、今も働きたいという意欲がある。佳世子さんもその意欲を活かしてやりたいと考えているが、就労への道は険しい。

退院後、裕之さんは元の職場に二年足らず復帰していた。会社側が「早く職場に戻ってきてほしい」と言ってくれたのだ。ところが復職して一週間目には、「ちょっと考えさせてほしい」と通告された。最初から、「ものが覚えられなくなっている」と説明していたが、まさかこんな状態だとは思わなかったのだろう。当初の一年ほどは休職期間に当たるため、交通費と仕事に対する対価を支払う約束だったにもかかわらず、「こんな人に対価を払えない。設計部からほかの部署に変わってもらう」と言われたのだ。

「あれだけ働かせといて、何言ってんねん！」

佳世子さんは会社の言い分に腹が立った。ほかに行くところもないし、会社にも障害者の扱いについて考えてほしかったので、踏ん張った。そして、休職期間が終了した後は一年間の雇用契約を結ぶことができた。これは、裕之さんの父親が会社とつながりがあったから実現した特別なことである。

佳世子さんは、裕之さんの復職に際して、次のことを会社に頼んだ。

一つは、新しいことが覚えられないのだから、あっちの机、こっちの机とたらい回しにしないで、裕之さんにデスクとパソコンを与えてほしい、ということだ。これは受け入れられた。もう一つは、ハローワークなどで障害者の就労支援について相談してほしい、ということである。ハローワークでは、障害者の働きやすい環境づくりを支援しており、佳世子さんは仕事柄、そのことを知っていたのだ。しかし、これは実施されなかった。会社はもともと障害者の雇用に関心がなかったのだろう。

裕之さんは毎日、地図をみながらバスと電車を乗り継いで、決まった時間に会社に行って、決まった時間に帰ってきた。「みじめな思いをしてるんだったら、辞めてもいいよ」と言ったが、本人は「楽しい」と休まず通勤していた。会社では、コピーぐらいは取っていたかもしれないが、一日中パソコンをいじっていたのではないか、と佳世子さんは想像している。

二年目の雇用契約の更新は断られた。それから佳世子さんは、ハローワークで就労への道筋をつけてもらい、裕之さんは大阪障害者職業センターに一ヵ月、障害者職業総合センター（千葉県）に三ヵ月入所して職業リハビリテーションを受けた。リハビリテーション施設の中には、就労まで係わっているところもあるが、大阪にはそのような施設がないため、ハローワークを窓口にするのが近道なのである。

職業リハビリテーションを受けたのは、就労へのステップであるが、もう一つ、「絶対になにかできると思っていたから、専門家に主人の就労能力を判断してもらいたかった」と佳世子さんは言う。

予想通り、これらのセンターで「しかるべき支援があれば、就労は難しくない」という判定を裕之さんは受けている。ところが、「しかるべき支援」がなかなか整わない。

日本では、障害は身体障害、知的障害、精神障害の三つに区分され、障害が認められれば「身体障害者手帳」など各種の手帳が交付される。三つの区分の中で高次脳機能障害は精神障害と位置づけられており、これが就労を阻む要因の一つになっている。事業所には、従業員の一・八％の障害者を雇用する義務があるが、これは身体障害者と知的障害者にのみ適用されるからだ。

高次脳機能障害者でも身体障害が残っていれば、身体障害者として雇用される道もあるが、裕之さんには閉ざされている。

「いろんな支援を受けながら、一般就労への険しい道を自力で切り開いていくしかないのが現実です」と佳世子さんは話している。

まだ社会で認知されていない高次脳機能障害者の就労は容易ではないが、新しい取り組みも始まりつつある。職場に理解を求めながら、一歩一歩進んでいくしかないだろう。

（就労への支援については第3章、福祉制度については第4章で述べる。）

第2章

脳の働きと高次脳機能障害

二一世紀は「脳科学の時代」と言われ、私たち人間の脳の機能について盛んに研究が行われている。しかし、高次脳機能の研究はまだ緒についたばかりで、わからないことの方が多い。

そもそも、脳はどのような働きをし、高次脳機能とはどのような機能のことをいうのだろうか。解明されている範囲で、高次脳機能障害と脳の働きについてみてみよう。

一、脳の各部位の働き

脳の働きを大きく分類すると、比較的低いレベルの機能と、高いレベルの機能に分けることができる。低いレベルの機能は、手足を動かす運動機能や音や臭い、手触りなどを感じる知覚機能などである。高レベルの機能には、言語、記憶、認知、感情などがあり、これらの総称が高次脳機能だ。

脳は部位によって働きが決まっており、低いレベルの機能は、脳の局在（働いている部位）がかなり詳しくわかっている。ところが高次脳機能は、脳の局在がある程度わかっているものもあるが、それだけでは十分に説明できなかったり、漠然としかわかっていないものが多い。

高次脳機能障害の具体的な症状には、失行症、失認症、失語症、注意障害、記憶障害、遂行機能障害、行動や情緒の障害などがある。これらがどのような症状なのか説明する前に、まず、脳の各部位の働きと障害の関係を見てみることにしよう。身体障害や知覚障害などにも触れておく。

脳は、大脳《だいのう》、小脳《しょうのう》、脳幹《のうかん》によって構成されており、もっとも大きな部分は大脳である。（図1）

図1

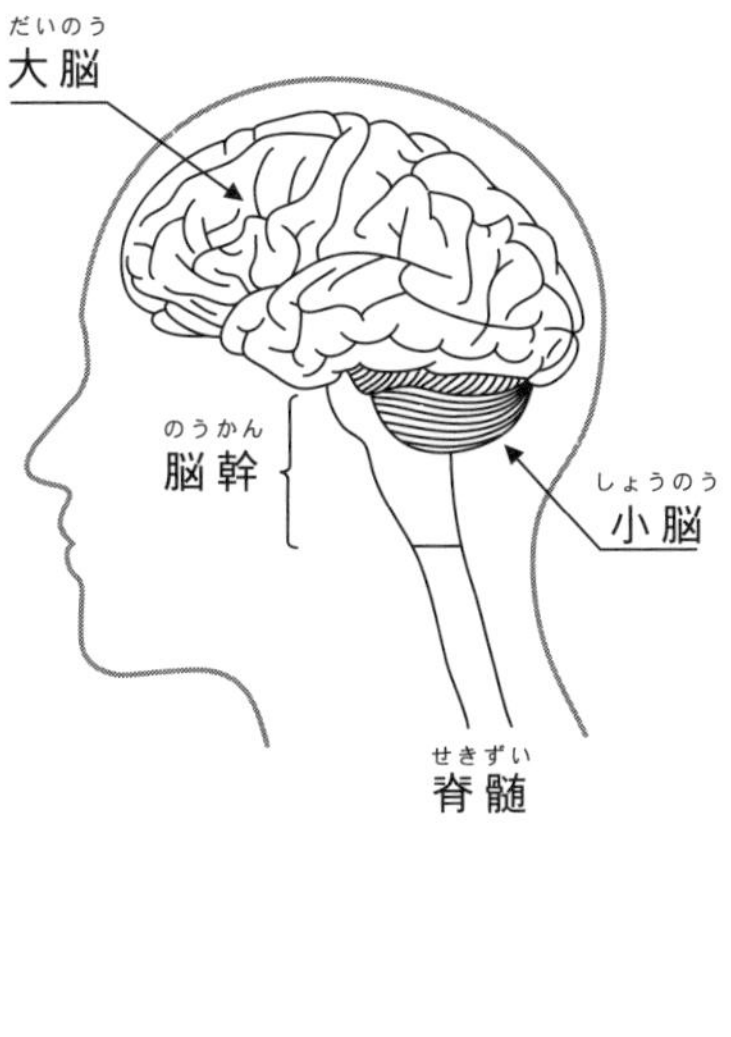

〈大脳〉

大脳は、左右の大脳半球（左脳、右脳）からなり、それらは脳梁《のうりょう》という二億本もの神経線維でつながっている。大脳の表面は、厚さ二〜三ミリメートルほどの大脳《だいのう》皮質《ひしつ》で覆われている。大脳皮質の内側には、脳幹を取り囲むようにして大脳辺縁系《だいのうへんえんけい》があり、その部位には、帯状回《たいじょうかい》、海馬《かいば》、中隔核《ちゅうかくかく》、扁桃核《へんとうかく》、脳弓《のうきゅう》などがある。さらに大脳の奥へ入り込んでいくと、大脳の基底部に尾状核《びじょうかく》、被核《ひかく》、淡蒼球《たんそうきゅう》、黒質《こくしつ》などの核が存在する。それらの核を総称して大脳基底核《だいのうきていかく》という。（図2、図3）

●大脳半球《だいのうはんきゅう》（左脳《さのう》・右脳《うのう》）

大脳の働きを左脳と右脳に分けてみると、次のようになる。

◎左脳

左脳には、主に言語、計算、概念的思考、論理的思考などの働きがある。

言語とは、話したり書くこと。

計算とは、普段行っているような数字や物事を計算する能力だ。概

図2　上から見た図

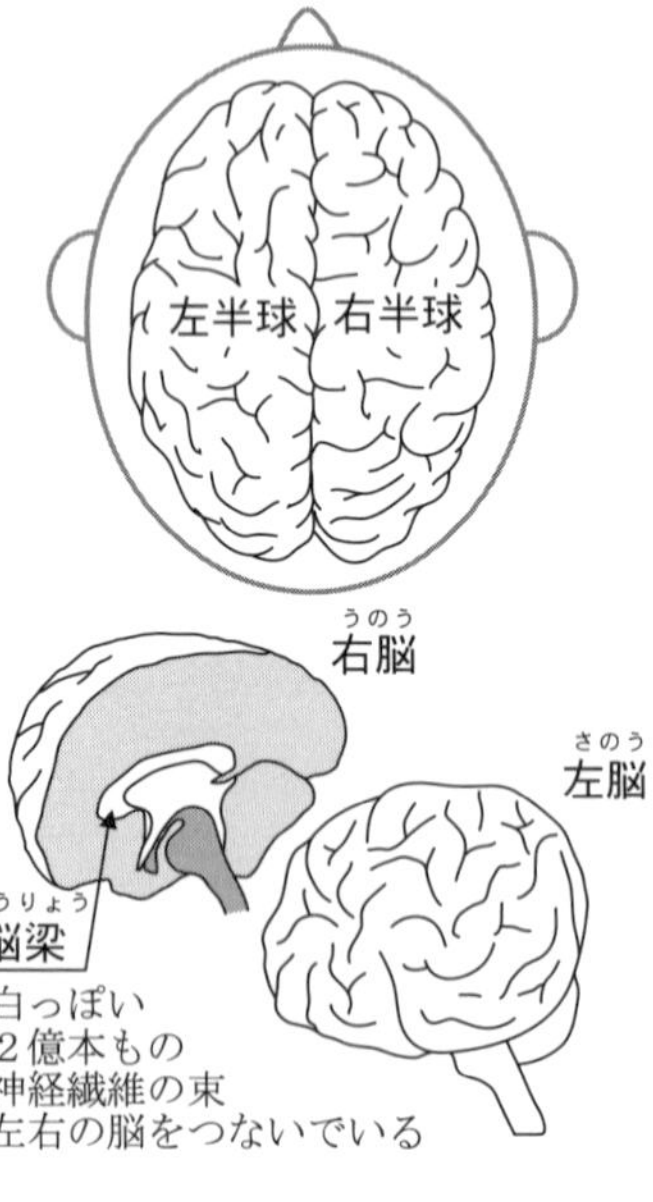

念的思考は、たとえば「木と蝶々の共通点は」と聞かれたときに、共通点である「生き物」という概念にまとめる能力である。論理的思考とは、物事を論理的に考える能力で、たとえば、まわりの状況から判断し、自分がおかれている状態（場所、季節、立場など）を推測する能力をさす。

◎右脳

右脳には、主に視覚情報の全体的な把握や空間力などの働きがある。

視覚情報の全体的な把握とは、目で見た情報の全体をとらえる機能だ。左脳には、右視野に対する注意機能しかないが、右脳は左右両方の視野に注意を払う機能を持っている。空間力は、自分と対象物との距離感、奥行き、自分の位置を感覚として捉える機能だ。

さて、もう少し細かく各部位の働きをみてみよう。

図３

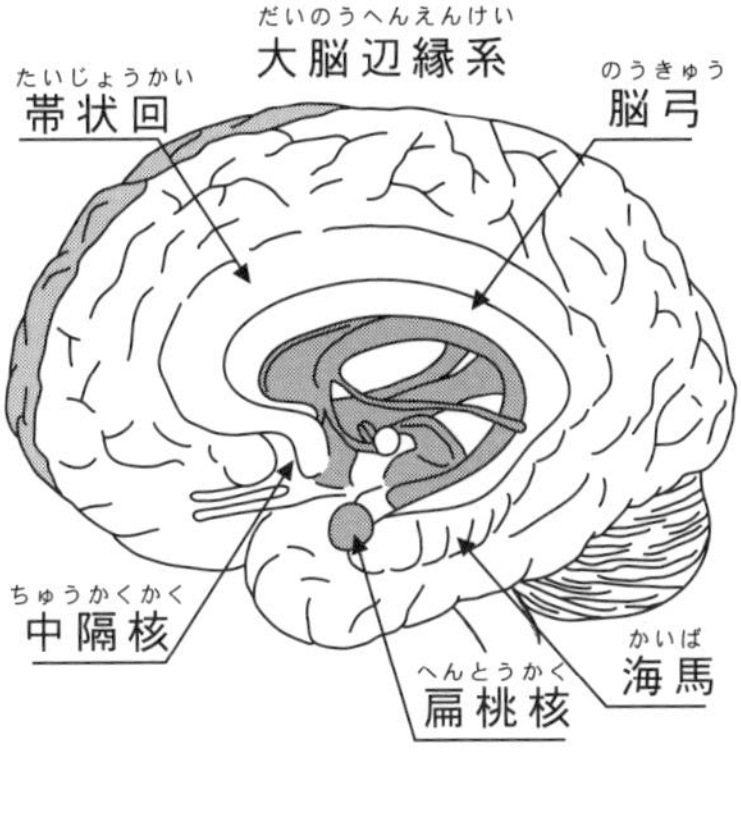

●大脳《だいのう》皮質《ひしつ》

大脳皮質は、前頭葉《ぜんとうよう》、側頭葉《そくとうよう》、後頭葉《こうとうよう》、頭頂葉《とうちょうよう》と呼ばれる四つの領域にわかれ、それぞれ異なる働きを担っている。（図4）

◎前頭葉

前頭葉は、運動機能、伝えたいことを言葉にする機能、意志や意欲に関する機能を持っている。

運動機能を司っているのは、前頭葉の一部を占めている運動野と運動連合野という部位である。運動野は、自分の意志で身体を動かす随意運動の指令を身体の各器官に送り出している部位だ。運動連合野は、決まった手順で運動をするとき、その手順を組み立てる働きを持っている。たとえば、ボタンを押してからドアを開けるとき、その手順を運動連合野で組み立てて運動野に指令を出し、運動野から、身体の各器官に筋肉の運動の指令が送られる。運動野が損傷を受けると運動麻痺が現れる。

図4

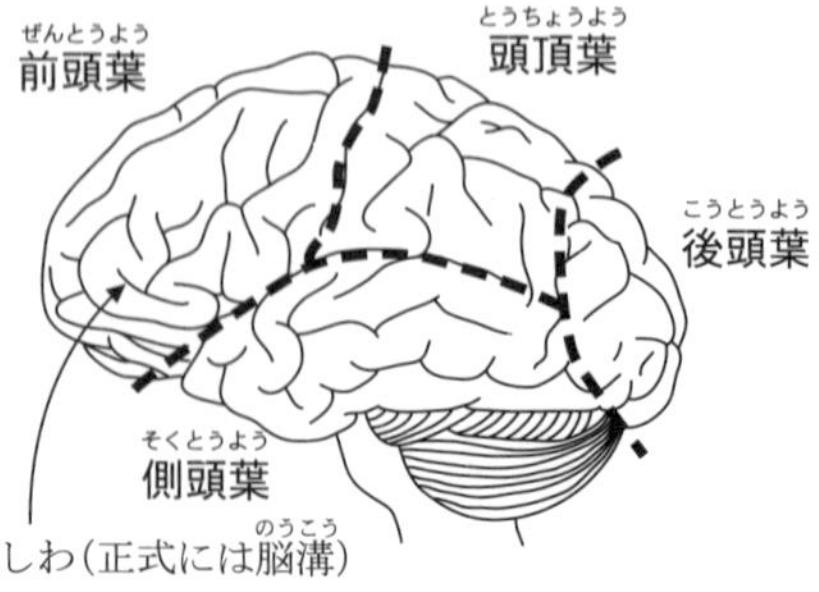

運動野と運動連合野以外の部分を前頭連合野という。この部位には、意欲や感情、思考、学習、注意など、高レベルの機能が集中していると考えられている。前頭連合野が損傷を受けると、注意障害、遂行機能障害、行動や情緒の障害が現れる。

また、優位半球（主に左半球）の前頭連合野下部には、ブローカー領野という言語に係わる部位がある。ブローカー領野は、言葉を組み立て、それを隣にある口や喉の筋肉を支配する運動野に伝える働きをしている。ブローカー領野が損傷を受けると話すことができなくなる運動性失語症（ブローカー失語症）が現れる。

◎後頭葉

後頭葉は目からの情報を認識し、さらに高度な視覚情報処理を行っている。

後頭葉には視覚野という部位があり、目で見た情報はまず視覚野に入り、ここで色や形などを認識する。そして、それらの情報を後述する頭頂連合野、側頭連合野、後頭葉の視覚野以外の部分である後頭連合野に伝えている。視覚野に損傷を受けると、視覚障害が現れる。

後頭連合野は、視覚野から伝わった情報を分析・統合して、それが何であるのか認知する働き（視覚的全体把握力）を持っている。後頭連合野が損傷を受けると、地誌的障害や視覚性失認症が現れる。

◎側頭葉

側頭葉は、記憶と判断を統合しており、相手の言葉を理解する機能、耳からの情報を認識する機能がある。

側頭葉には聴覚野と呼ばれる部位があり、ここが耳からの情報を認識する働きを担っている。聴覚野が損傷を受けると聴覚障害が現れる。聴覚野の情報は聴覚連合野へ送られ、何の音なのか、過去の記憶と照らし合わせて判断する。聴覚連合野が損傷を受けると聴覚性失認症が現れる。

聴覚野と聴覚連合野以外の部分を側頭連合野と言い、視覚野から送られてきた顔や形などの視覚情報をこれまでの記憶と照らし合わせて認知する働きがある。側頭連合野が損傷を受けると視覚性失認症が現れる。

また左半球の側頭連合野にも、ウェルニッケ領野という言語に係わる部位がある。ただし、ブローカー領野とちがい、ウェルニッケ領野は、相手の話や自分が話した言葉を理解するところだ。ここが損傷を受けると相手の話が理解できなくなり、自分が話す内容もおかしくなったり言葉をまちがったりする感覚性失語症（ウェルニッケ失語症）が現れる。

◎頭頂葉

頭頂葉には、体性感覚を感じる働きや、身体や空間の認識を行う働きがある。

体性感覚とは、触覚、痛覚、圧覚、温度感覚などで、これらの働きを担っているのは、頭頂葉の一部を占めている体性感覚野である。体性感覚野が損傷を受けると、体性感覚障害が現れる。

体性感覚野以外の部分を頭頂連合野と言う。この部位は、視覚野から空間を認知するための情報を受け取り、見た物の空間的位置関係を識別する働きを持っている。また、頭頂連合野は体性感覚からの情報も受け取り、それを元に、物の大きさや距離などを認識している。さらにそれらの認識と視覚情報を関連づけ、空間の中で物事を順序立てて行ったり、身体の運動をコントロールしていると考えられている。頭頂連合野が損傷を受けると、視空間失認症や構成失行症が現れる。

●大脳辺縁系《だいのうへんえんけい》

大脳辺縁系の中でも、とくに重要な働きを担っている海馬、扁桃核、帯状回についてみてみよう。

◎海馬

海馬は、記憶と深い関わりを持っている。記憶にはいくつもの種類があるが、海馬が関係しているのは、近時記憶と呼ばれている最近の記憶だと考えられている。それは、外界からの新しい情報は、大脳皮質の感覚野を経由してすべて海馬に送り込まれ、それらの情報は二～四週間の間は海馬がなければ保持できないからだ。新しい情報は、その間に近時記憶として完成し、海馬から大脳皮質のそれぞれの連合野（視覚情報は後頭葉、言語情報は側頭葉など）に送られ、そこで記憶として長期間蓄えられる。海馬が損傷を受けると、記憶障害が現れる。

◎扁桃核

扁桃核は、気持ちよくなったり不愉快になったりする感情を生み出しているところである。扁桃核には、海馬と同じようにすべての感覚情報が送り込まれてくる。それらを、これまでの記憶や体験を元に、自分にとっていい気持ちなのか不愉快なのか判断するのである。言い換えれば、感情的価値判断に基づいた記憶と関連している部位である。

◎帯状回

帯状回は、扁桃核が行った感情の価値判断や欲求を大脳皮質に伝え、行動への意欲を生み出している部位である。実際に行動に移すかどうかを考えるのは大脳皮質だが、その出発点に係わっていると言える。

●大脳基底核《だいのうきていかく》

大脳基底核は、後述する小脳とともに、運動に深く係わっている。たとえば、運動に必要な筋肉群を組み合わせて姿勢を安定させたり、運動をコントロールする働きがあると考えられている。また、後述する手続き記憶を形成していく上でも重要な部位である。

〈小脳〉

小脳は、身体の平衡感覚を保つ働きや、細かい動きを調整する働きを持っている。そのため、小脳が損傷を受けると運動失調が現れる。

また、小脳は手続き記憶の中心的な役割をはたしている部位でもある。自転車の乗り方などを覚えるまでは大脳皮質が働くが、それを繰り返す内に記憶として小脳に蓄積されると考えられている。

〈脳幹〉

脳幹は、生命維持に不可欠な働きを司っているが、中でも重要な働きをしているのは視床下部である。

視床下部は生命の中枢と言われるように、体温、水分、血圧、内臓の働きなど、体内を常に一定の状態に保つ機能を持っている。また、食欲や性欲をコントロールする働きもある。

二、障害の症状

脳の各部位の働きは、おおよそわかっていただけただろうか。次に、それぞれの部位の働きの中で述べた障害の症状についてみてみたい。高次脳機能障害以外の障害についても簡単に触れておく。

●運動麻痺

運動麻痺は、顔や手足を動かそうとするのに動かない状態だ。自分で動かそうと意識する運動を随意運動と言い、この機能が障害されている。

●運動失調

運動失調は、身体のバランスを取ったり、運動をスムーズに行えない状態である。たとえば歩くときにふらついたり、手足を思った位置に持っていけなかったりする。

●体性感覚障害

体性感覚は、痛みや手触り、温度などを感じる感覚で、温度や痛み、触っていることがわからなくなる。そのため、けがをしても気がつかなかったり、ひどい火傷をすることがある。

●視覚障害

視覚障害の一つに、見た情報が脳に入力されないために起こる障害がある。これは、眼球や視神経から視覚野に至る経路が損傷を受けた場合に起こり、損傷を受けた部位によって見えない部分が変わってくる。

●聴覚障害

音が聞こえなかったり、聞こえてくる方向がわからなくなる状態である。

次にあげる障害が高次脳機能障害である。これらの中で、失行症、失認症、失語症は「古典的高次脳機能障害」と呼ばれ、脳の局在も明らかになっている。

●失行症

◎構成失行症

物事を構成することができなくなる障害で、たとえば折り紙を折ることができなくなったり、積み木を組み立てることができなくなったりする。

構成失行症は、日常生活のなかでさまざまな動作に影響を及ぼすが、とくに道具や機械をうまく扱うことが困難になる。道具を扱うということは、道具や物の位置関係を大きく動かすことで、それらの位置関係を把握したり、位置関係を正しく変えることができないからだ。

◎着衣失行症

着衣失行症は、構成失行症と関係があると考えられている。これは、服をうまく着ることができない状態だ。手足が不自由で正しく着られないのではなく、着方を忘れてしまったのだ。

服を着るという行為は、体という立体的な物にあわせる空間的な認識と、上着を手にとって体に近づけ、片手を通すというような手順に従った運動能力が必要になる。これらの認識と運動プログラムが蓄積されている部位が損傷を受けると着衣失行症が現れる。

ほかにも、歩き方を忘れてしまった歩行失行症や、櫛で歯を磨こうとするような道具の使用の混乱がみられる失行症などがある。

●失認症

◎視覚性失認症

視力は正常で、触ったり音を聞けば、それが何であるかわかるのに、見ているだけでは何を意味するのかわからない状態である。

視覚性失認症には、図形が同じかちがうか区別できない統覚型視覚性失認症、図形のちがいはわかるが、それが何であるのかわからない連合性視覚失認症、全体の意味が把握できない同時失認症、色のちがいはわかるが、色の名前がわからない色彩失認症などがある。

◎聴覚性失認症

視覚性失認症と同じように、音は聞こえているのに何の音かわからない状態である。たとえば、救急車のサイレンの音は聞こえているのに、その音が救急車のサイレンであることがわからないのだ。

◎視空間失認症

空間における物の位置関係がわからなくなる状態だ。視空間失認症の代表的なものは半側空間無視で、これは視空間の半分にある物を無視してしまう状態だ。具体的には、左側に注意が向かないために左側の障害物にぶつかったり、左側におかれている食べ物に気がつかなかったりする。

失認症には、ほかにも物を触っている感覚はあるのに、それが何か判断できない触覚性失認症、臭いがすることはわかっているのに、何の臭いかわからない臭覚性失認症などもある。

以上のような失認症の症状が現れるのは、それぞれの感覚情報は脳に伝わっているのに、過去の記憶と照らし合わせて判断する部位が損傷を受けているからだ。

●失語症

◎運動性失語症（ブローカー失語症）

ブローカー失語症は、言葉を聞いて理解はできるが、うまく話すことができない状態である。

◎感覚性失語症（ウェルニッケ失語症）

ウェルニッケ失語症は、ことばは聞こえているのに理解できない状態だ。発声には問題なく話すことができるが、まちがった言葉が多くみられる。私たちが話をするとき、自分の話も同時にモニターしているが、ウェルニッケ領野が損傷を受けると自分が話している内容も理解できないために、自分が話す言葉もまちがったりするのだ。

◎全失語症

全失語症は、ブローカー領野とウェルニッケ領野の両方が損傷されると起こり、言葉を理解すること、話すこと、読み書きなどの言語機能が完全に消失してしまう。

●地誌的障害

地誌的障害は、地理や場所に関する障害で、よく知っているはずの道で迷ったり、新しい道順をなかなか覚えることができない。方向音痴とはちがい、自宅のトイレや自分の部屋がわからなくなることもある。

●注意障害

注意の機能は、力の強さに関する分類と注意の方向に関する分類がある。

注意の力の強さは、覚醒水準と持続性に分類される。覚醒水準は目を覚ましている能力のことで、これが低いと傾眠、昏睡状態のように、ほとんど刺激に対する反応が得られないようになる。

持続性は何かの行動を継続する能力だ。これが低いと、集中して本を読もうとしても気が散ってしまったり、継続して課題をこなしていても成績が下がってしまうような状態になる。

注意の方向は、集中性と配分性に分類される。集中性は、ほかの刺激があっても特定の刺激に注意を向けること。この能力が低下すると、ざわついた部屋では物事を集中して行うことが困難になる。配分性は、複数の刺激に対して同時に注意を向けることである。この能力が低下すると、ふたつのことを同時に並行して行うことが困難になる。

●記憶障害

記憶には、自転車の乗り方などのように体で覚える手続き記憶と、頭で覚える陳述記憶があり、陳述記憶は、さらにエピソード記憶と意味記憶に分けられる。エピソード記憶は、去年の夏休みに〜に行った、というような思い出の記憶で、意味記憶は、英語の単語のように繰り返し学習によって獲得した知識のことである。

記憶を時間的な観点から見てみると、短期記憶、近時記憶、遠隔記憶の三つに分けられる。短期記憶は、短時間（数十秒から一分以内）だけ覚えていればいい記憶だ。たとえば、電話番号のメモを見て、自分で復唱しながら電話をかける場合のように、終わればすぐに忘れてしまう記憶のことである。

近時記憶は、昨日の晩ご飯は何を食べたか、というような比較的最近の記憶のこと。遠隔記憶は、かなり以前の記憶のことだ。たとえば、三年前に祖母が亡くなったとか、去年、海外旅行をしたというような記憶である。手続き記憶と陳述記憶は、近時記憶・遠隔記憶にあたる。

また、記憶障害を症状で分類すると、新しいことが覚えられない前向（行）性健忘症と昔のことを思い出せない逆向（行）性健忘症に分類される。

前述のように、記憶には海馬が深く関係しており、海馬や長期記憶として蓄えられる大脳皮質のそれぞれの連合野、連合野に送られる回路が損傷を受ければ記憶障害が現れる。

また、ワーキングメモリーという考え方が注目されている。

ワーキングメモリーとは、情報を統合して何かの作業を行うとき、必要な情報を一時的に蓄えておいたり、それを覚えやすい形に変えて長期記憶の貯蔵庫に送る。そして手がかりを使って検索し、記憶されている情報を思い出す、というシステムだ。

ワーキングメモリーは、前頭葉の関与が重視されており、このようなプロセスのどこかに障害があっても記憶障害が起こると考えられている。つまり、一時的に記憶を蓄えられない障害、長期記憶の貯蔵庫に送るために覚えやすい形に変えられない障害、思い出すときにうまく手がかりを使えない障害だ。

情報を記憶したり、記憶の中から情報を引き出すには注意力が必要であるため、注意障害があると記憶障害が起こりやすいと考えられている。

●遂行機能障害

遂行機能とは、効率のいい手順を考えたり計画を立てて行動し、それが正しかったのかどうかを省みる機能のことだ。遂行機能障害があると、行動自体は正しくても、無駄が多かったり、行うタイミングが悪かったりし、同じ誤りを何度も繰り返すことになる。

たとえば、目的地へ行くのに遠まわりになってしまったり、約束の時間にどこかへ行くとき、時間を逆算して出かける準備をすることができない、という状態になる。

遂行機能は前頭葉の重要な機能の一つと言われているが、この機能をうまく働かせるためには、記憶、知覚、言語、思考、判断などの機能をまとめて使える能力が必要となる。

●行動や情緒の障害

行動や情緒の障害とは、具体的には、依存的になったり子どもっぽくなる、感情のコントロールができない、欲求が抑えられない、状況に適した言動がとれない、などである。これらの障害は、前頭連合野の損傷によって起こると考えられている。

対人関係において大きな障害になるのは、急に怒りだしたり笑い出したりする感情コントロールの低下だ。とくに怒りが問題になる。急に怒り出すと言っても、そもそもイライラする状況があり、その状況はほかの機能障害が生み出していることもある。たとえば、注意障害のために、同時にふたつの仕事を依頼されてパニックに陥る、というような場合だ。イライラする感情が抑えきれずに怒りだし、さらに暴力を振るうというような問題行動を起こすこともあり、まわりの人間は対応に苦慮することになる。また、さまざまな機能障害のために失敗が続くとうつ状態になったり、被害妄想的になったりすることもある。

欲求がコントロールできなくなると、ほしい物をがまんできなくなる。食べたいものを食べたいだけ食べたり、お金もあるだけ使ってしまう、というように、通常なら理性で抑えられる欲求が抑えられなくなるのだ。

状況に適した言動がとれないというのは、たとえば、場所や相手を考えずにふざけたり、初対面の人に馴れ馴れしい態度で接したりすることだ。

三、情報の伝達

脳の各部位の働きと障害の症状について見てきたが、それぞれの障害は、情報がほかの器官から脳に伝達されるまでの経路や、脳からほかの器官に伝達するまでの経路の損傷によっても起こる。視覚や聴覚などの外界からの情報は、脳に伝わるまでにいくつもの器官を通過し、脳の中で処理され、その情報を別の器官に伝え、実際に行動に移しているからだ。

たとえば、目で見た情報（視覚情報）は、大脳皮質の視覚野に伝わるまでに、目の水晶体→網膜→視神経→視床という経路を辿っている。また、手を動かすという随意運動は、大脳皮質の運動野が「手を動かす」という命令を脳幹に出し、それが脊髄を通って筋肉に伝わり、実際に手が動く。従って、それらの経路の損傷によっても障害が現れることになる。

また、脳の各部位の働きの中でもみてきたように、脳の各部位に伝わった情報は、脳のちがう部位に伝達されている。そのため、脳の中での伝達がうまくいかなかった場合も障害が現れる。

脳の働きの復習を兼ねて、目の前にあるカップを取るまでのプロセスをみてみよう。

①カップの視覚情報が水晶体などを通って視覚野へ送られる。ここで、カップの色や形が認識される。

② ①の情報が側頭連合野と頭頂連合野に伝えられ、側頭連合野でカップであることの確

認、頭頂連合野でカップの位置の確認が行われる。
③前頭連合野に②の情報が伝達され、カップを取ろうとする動機づけが行われる。
④運動連合野がこれらの情報を受けて、手を動かすプログラムを作る。
⑤④の指令が運動野へ、そして脊髄に送られ、実際に手が動きカップをとる。

　これらのプロセスは一瞬のうちに行われる。また同時に、小脳と大脳核基底が行動をスムーズに行うための役割をはたしている。

　このように、脳の中でも情報の受け渡しが行われているわけだが、その役割を担っているのは、神経細胞（ニューロン）から伸びている樹状突起《じゅじょうとっき》と軸索《じくさく》である。樹状突起は、木の枝のような短い突起をたくさん持っており、ほかの神経細胞から情報を受け取る仕事をしている。軸索は、神経細胞に一本だけある長い神経繊維で、情報をほかの神経細胞に

図5

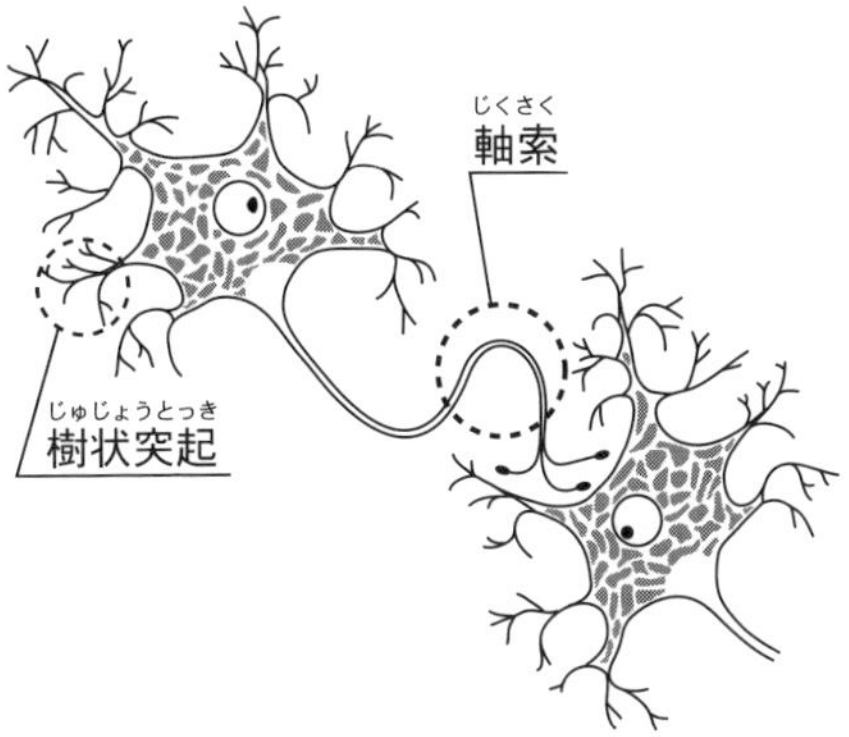

伝達する仕事をしている。そのため、樹状突起や軸索が切断されると、情報の受け渡しが困難になり、仮に脳細胞が損傷を受けていなくても、障害が現れることになる。（図5）

四、高次脳機能障害の原因

高次脳機能障害の原因には、脳卒中、脳外傷、脳炎・脳症などがある。

脳卒中には、脳の血管が破れて出血する脳出血・くも膜下出血、脳の血管が詰まって血液が流れず、その先の脳細胞が壊死する脳梗塞がある。ごぞんじのように、脳卒中は比較的高齢者に多い疾患で、脳の損傷部位は部分的である。ＣＴやＭＲＩの画像データーで損傷部位がはっきりわかるため、障害の現れ方も予想がつく。

脳炎には、ウイルスが原因で脳に炎症が起こり、脳が損傷されるヘルペス脳炎やウイルス脳炎などがある。脳症には、水の事故などによる心停止で脳に酸素が届かなくなる低酸素脳症などがある。これらは、炎症が起こる範囲や脳に酸素が届かなくなる時間によって、損傷の程度が異なってくる。

一方、交通事故などによって起こる脳外傷は、脳全体が損傷を受けることが多い。脳外傷には、脳挫傷やびまん性軸索損傷などがあり、損傷が脳全体に及ぶのはびまん性軸索損傷である。「びまん性」とは、広くまんべなくという意味。頭部への衝撃がとても強い場合、脳に急激な回転力が加わり、脳全体の軸索がずたずたに切断されてしまうのだ。そのため、症状は多岐に渡り、ＣＴやＭＲＩの画像データーでは脳の損傷部位が捉えきれないことがある。

脳挫傷は、外力によって脳細胞が破壊された状態で、それによって出血や腫れを起こす。脳挫傷の部位によっては重大な障害が残るが、損傷される部位が部分的であるため、症状との関係が比較的わかりやすい。

脳の神経細胞は、一度損傷を受けると元に戻らない。しかし、普段機能している神経細胞は全体の三分の一ほどで、ダメージを受けるとそのまわりで遊んでいた神経細胞が働きだし、神経繊維（樹状突起、軸索）も伸びてくる。ただ、初めて働き出すので、すぐに同じ機能をはたせるわけではないし、元の機能を代行できるともかぎらない。どこまで機能が回復するかは、損傷の程度にもよる。

近年、神経繊維の成長を促す治療薬の開発や、脳内に神経細胞を移植する実験が行われているが、現時点では、残念ながら薬物や外科手術で治療することは不可能である。高次脳機能障害の唯一の「治療」はハビリテーションと言えるだろう。

第3章

リハビリテーションと社会復帰

一、社会復帰をめざしてリハビリテーションを続ける
……大久保武《たける》さんの場合

大久保武《たける》さん（現在二五歳）は二〇歳の時に交通事故に遭い、脳に大きなダメージを受けて生死の境をさまよった。一命はとりとめたものの身体障害と高次脳機能障害が残ったため、救急車で搬送された鈴鹿中央総合病院から奈良県リハビリテーションセンター病院、さらにリハビリテーションで有名なA病院へ転院。現在も奈良県心身障害者リハビリテーションセンター内にある自立訓練センター（重度身体障害者更生援護施設）に入所し、リハビリテーションを続けている。

初めて武さんに会ったのは、「若者と家族の会」の例会に参加したときである。当事者や家族の方々の前で、やや緊張しながら自己紹介を始めると、「ハ～ロ～！」と声がかかった。「声援」の送り主が武さんだったのだ。武さんは週末は自宅で過ごしており、母親の康子さんといっしょに例会に参加していたのである。

話し合いがひと区切りついてお茶の時間になると、片方の足をひきづるようにして歩

き、武さんが近づいてきた。

「なあ、じぃーぴぃーぜぇっと、って知ってる」

「えっ、GPZ？　車の機種のこと？」

「ちがう。バイク……」

会話はそれ以上続かず、「かわいいなあ」と言いながら私の頭をなで始めた。それはよくあることらしく、会員の一人が注意した。

「武君、あかんやろ、そんなことしたら」

注意されると照れくさそうな顔をして手を引っ込める。

武さんは女性に関心が強いようで、表現もおおらかである。おやつのポッキーを「はい」と口元へ差し出し、手で受け取ろうとすると「あかん」と言って食べさせてくれるのである。

かと思うと、机の上に置いてあった名刺入れから勝手に名刺を取り出し、「ふ〜ん、松崎さんっていうの」としげしげと眺めている。

年齢より幼い武さんの言動は、高次脳機能障害の症状の一つである。悪気がなく、かわいらしささえ感じるが、高次脳機能障害のせいだと知らなければどうだろうか。

武さんは受傷してから五年近くリハビリテーションを続け、身体機能はずいぶん回復したが、記憶障害、注意障害、感情コントロールの低下などの高次脳機能障害の改善はまだ不十分で、社会復帰のめどは立っていない。

救急医療の進歩のおかげで、脳に大きなダメージを受けても一命をとりとめることができるようになった。意識不明の重体に陥った頭部外傷患者も、医療スタッフの懸命の処置によってやがて意識が回復するケースが増えてきた。しかし身体障害や高次脳機能障害が残ることが多く、それらの障害をいかに改善するか、障害とともにいかに生きていくかはリハビリテーションが一つの鍵を握っている。

リハビリテーションといえば、病気やけがによって「失った機能を回復する訓練」と考えられがちだが、それは一面にすぎない。前述のように、リハビリテーションによって脳細胞の働きや軸索の伸びを促すことができる。しかしそれだけではなく、残った機能をフルに使ったり、ちがう手段を用いて日常生活の困難を取りのぞく。さらに社会に戻って生きがいのある人生を送れるように援助するのがリハビリテーションだ。リハビリテーション（Rehabilitation）の「re」は「再び」という意味。「一度失った権利を回復する」という意味が「リハビリテーション」には込められている。

どの患者も、このような理念をもつリハビリテーションを受けることができ、社会復帰をはたせればすばらしいことである。薬や外科手術で高次脳機能障害を治療できない現時点では、リハビリテーションが患者を社会復帰へ導く唯一の手段とも言えるだろう。しかし、現実はそう簡単には運ばない。

身体障害や、古典的高次脳機能障害である失行症、失認症、失語症のリハビリテーションはある程度確立されているものの、患者はリハビリテーションを受けられる施設に転院できなかったり、転院できても入院期間が限定されているなどの理由で、十分にリハビリテーションを受けられないことがある。さらに、認知障害（記憶障害、注意障害、遂行機能障害など）や行動・情緒障害に対するリハビリテーションはまだ手探り状態で、アプローチしきれていない施設が多いのが現状だ。


では、患者は実際にどのような施設で、どのようなリハビリテーションを受けているのだろうか。武さんの受傷後の経過とともに追ってみたい。鈴鹿中央総合病院での処置や家族の状況は、頭部外傷を負った患者に共通する点が多いが、家族の不安や苦労を伝えるために、ここでも記すことにする。

帰宅途中の交通事故で意識不明の重体に

母親の康子さんが警察からの電話をとったのは、一九九七年七月一五日、深夜一時だった。車で名古屋から自宅の奈良へ帰る途中、武さんが交通事故を起こして重症を負い、救命救急センターである鈴鹿中央総合病院（三重県）へ運ばれた、という思いがけない知らせだった。後から聞いた話によると、信号待ちしていたトラックに気づくのが遅く、よけようとして中央分離帯に衝突して跳ね飛ばされ、さらにトラックにぶつかったのだそうだ。

三時間ほど前に、「今から帰るからね。着くのは夜中の一時ごろになると思うから、先に寝てていいよ」と武さんから電話があったのに、こんなことになろうとは。

武さんは高校卒業後、自動車整備士を目指して名古屋の専門学校へ入学した。受傷した年の一月に成人式を迎え、三月に専門学校を卒業。四月に自動車関連の企業に就職し、社会人としてのスタートを切った矢先である。この日は、名古屋の友人に会いに行っていたのだ。

当時は康子さんと、武さんを含む四人の子どもが奈良で暮らしており、父親・光人さんは名古屋へ単身赴任していた。搬送先の病院が名古屋に近かったため、先に光人さんが病院へ向かった。その後、「危篤だからすぐに病院へ来た方がいい」と光人さんから連絡があり、康子さんはすぐに車を走らせた。

一五日、午前八時。武さんの手術が終了し、光人さんと康子さんはナースステーションで医師から次のように説明を受けた。

「運び込まれたときは瞳孔も開いていて最悪の状態でした。手足や胴体にはほとんど傷がありませんが、頭蓋骨と脳幹にかなり大きな損傷を受けています。脳挫傷も一部にみられます。脳の腫れは少ないと思いますので、頭蓋骨を形成してかぶせてあります。ここ一～二週間ようすをみないと、何とも言えません。ただ、命が助かっても植物状態か脳死状態になる可能性もあります……」

康子さんは「脳死状態」、「植物状態」という言葉を聞くのは初めてだった。

「脳死……、何それ？　植物状態ってどういうこと……」

医師は「自分で動けない状態ですよ」と答えた。

つい昨日まで元気にしていたわが子が、二度と帰ってこないかもしれない。一命をとりとめても、脳死や植物状態になるかもしれない。家族はパニックに陥りながらも「生きていてほしい」と必死に願った。

医師の説明を聞いた後、一人ずつ集中治療室に入って武さんに会った。頭には包帯が巻かれ、意識はない。目のあたりは両方とも紫色に変わり、顔全体が腫れ上がっていたという。

それから五ヵ月間、鈴鹿中央総合病院で治療とリハビリテーションを受けることになり、康子さんを中心に、光人さん、長女・みのりさんが交替で武さんにつき添った。

その間の経過を、康子さんたちが記していた日記を元に再現してみよう（日記をそのまま引用した個所は『　』で結んだ）。


救急車で搬送された二日後、ＭＲＩ検査の結果が説明された。やはり各器官に指令を出す脳幹の損傷が大きく、対症療法で治療していく。初期の危機は乗り越えたが、しばらく待機するか、すぐ連絡を取れるようにしておいてほしいとのことだった。まだ予断を許さない状況である。

翌一八日、目を拭くと武さんが手を動かした。身体の一部を動かしたのは、これが初めてであり、痛みに対する反応があるということだ。康子さんが医師に説明を求めると、

「意識が戻る可能性はゼロとはいえないが、今のところ経過を見ていくしかない」と言う。
意識が早く戻ること願いながら、長渕剛のCDをかけてもらう。
七月二〇日、再び医師の説明。「胸をつねると痛がって反応するので、望みはあります。急変することはもうないと思います。」
このころより、武さんの動きが目立つようになってきた。頬をたたいたり唇を指で触ると、顔の筋肉を動かしたり、肩でフーッと息をしたりする。足の裏をくすぐると、足の指も動かす。歯ぎしりをすることもある。
『七月二四日。右手は鎖骨骨折のためか曲げたままのスタイルが多い。左手は伸ばしている。左手をつねると頭や手を動かす。顔や口を触るとよだれが出てくる。看護婦さんが「車イスに乗れるようがんばりましょう」と言われる。もうじき起きて前のように歩きまわるような気分でいるのに、「それが現実」と言われたような気がした。』（康子さん）
『七月二五日。唇も赤く、目のまわりの紫色もだいぶ引いてきた。今にも「あ〜、よう寝た」と言って起きてきそう。』（康子さん）
この日、集中治療室から一般病棟の個室へ移る。集中治療室にいたときは面会時間が決められていたが、一般病棟ではずっとつき添うことになり、夜はベッドの横にマットを敷いかと絶望的な気持ちになってくる。
『こうしてずっといっしょにいると、動きも少なく、もうこのまま目が覚めないんじゃな
いて寝袋で寝る。

今までは他人を傷つけていないからよかった、武には常々「人を巻き添えにしないで。一生心の傷になる。あんたがやったことで、あんた自身がどうにかなったら、もうそれはしかたがない」と言っていた。でもこうなった今、「なんで、なんでこうなったの」と信じたくない気持ちばかり。悪い夢としか思えないのだ。

「うそだよね、もう目が覚めるよね」と思う横で、酸素と蒸気を送る機械がシューっといっている。

台風のため、家族が奈良から来られず、友達も来ないので静か……。何だかぼんやり鶴ばかり折ってる。「点滴終わりました」「痰がからんだようです」ナースコールにも慣れた。時々足や手をマッサージするが、こんなんでいいのかなあと思う。』（康子さん）

医師から急変の心配はないと告げられ、武さんの身体も徐々に反応するようになってきた。しかし、いまだに意識は回復しない。一命をとりとめた喜びはつかの間で、「このまま目が覚めないいんじゃないか」と家族の不安は募る一方である。

リハビリテーションを始め、手が動くように

武さんにリハビリテーションが開始されたのは、七月二七日、事故から一二日目のことだ。意識は回復していないが、ベッドの上で手首・足首を動かしたり、肘・膝を曲げたり伸ばしたりする理学療法が始まったのだ。

人間の心身の機能は、使わなければどんどん衰えていく。これを「廃用症候群」と言う。たとえば寝たきり状態になると、筋肉はやせ細り、関節は固くなって動かせなくなってしまう。このような状態になってから理学療法を始めとするリハビリテーションを開始しても、患者の苦痛が大きく効果も上がらない。そのため、意識が回復していなくても早い段階からリハビリテーションを始め、廃用症候群を防ぐのである。

その二日後、武さんを初めて車イスに乗せた。四人がかりである。首はグラグラし、身体が片方に傾いてきたり、車イスからずり落ちてしまう。それでも車イスに座らせたのは、おそらく「起立性低血圧」を防ぐことが目的の一つだろう。

起立性低血圧も廃用症候群の一つで、座ったり立ち上がったときに急に血圧が低下し、脳に送られる血液が不足する状態だ。めまいがしたり気分が悪くなったり、ときには意識

を失ってしまうこともある。通常は、起立したときに頭に十分な血液を送る「姿勢血圧調整反応」という機能が働いているが、この機能も寝たままで使わなければ弱くなっていく。一日数時間でも体を起こしていることが、起立性低血圧の防止になるのだ。さらに八月五日からは、訓練室で台に体を固定して行う起立訓練も開始された。

武さんにはまず理学療法が開始されたが、リハビリテーションには、ほかにも作業療法、言語療法という分野があり、障害に応じて実施される。ここでそれぞれの療法を簡単に説明しておこう。

理学療法（physical therapy＝PT）は、歩く、立つ、座るなどの基本的動作や運動能力の改善を目的に行われる治療法で、中心となる運動療法のほか、マッサージ、電気療法、日常生活の動作訓練などがある。

作業療法（occupational therapy＝OT）は、主に日常生活動作の改善を目的に行われる治療法で、絵を描く、革細工をするなどの作業を治療手段としている。

作業療法の内容は、機能的作業療法（運動機能や手指の巧緻性、代償機能を向上させるための作業療法）、精神的作業療法（精神障害に対して、望ましい精神活動を引き出し、社会適応を促すための作業療法）、指示的作業療法（障害や長期入院によって生じる心理的不安や意欲の低下などを改善するための作業療法）、日常生活動作や生活関連動作の訓練（交通機関の利用や家事などの応用動作の訓練）にわかれ、理学療法と重複することもある。

言語療法（speech therapy = ST）は、言語によるコミュニケーション機能の改善を目的に、障害の原因や種類に応じて行われる。

患者にそれぞれの療法を実施するのは、国家資格である理学療法士、作業療法士、言語聴覚士だが、医師の指示がないと行うことができない。

武さんも後から、作業療法と言語療法を受けることになる。


「いい傾向ですね。声かけやテレビでもいいですから、どんどん音の刺激を与えてください」

理学療法開始後、医師から希望が持てる言葉が聞かれた。その一方、八月に入ってから三八度前後の発熱が続く。解熱剤を使用しながらいろいろな検査をするものの原因がわからない。真菌（カビや酵母などの菌）が発熱の原因であるとわかったのは八月の末である。

また、この間にＭＲＳＡ（メチシリン耐性黄色ブドウ球菌の略。抵抗力が低下しているときに感染すると菌が猛烈に繁殖し、ほとんどの抗生物質が効かないために死に至ることもある）にも感染する。

ようすをみながら理学療法を続け、九月一一日から経口摂取の訓練も始まった。これまで経鼻栄養といって、鼻から管を通して栄養剤を注入していたが、氷の冷たさや味が刺激になり、また口から栄養を摂取した方が生理的であるため、経口摂取を試みることになったのである。この日は車いすに乗ってプリンを三口ほど食べた後、氷二つとお茶を一五ccほど飲んだ。

九月一八日、こちらの問いかけに対して、初めて武さんが反応した。

『昼、栄養を入れながらいすに座っているときに、「武、プリン食べる?」と聞いたらかすかにコックリした。「ほんとに食べる?」と重ねて聞くと、またコックリした。プリンを食べさせると三回ぐらいは口をわずかに開けた。あとは、もういつもと同じだったけど、確かに反応があった』(康子さん)

事故から二ヵ月後、ようやく意志の疎通をはかれた瞬間である。その後も、「CD聞く?」と聞いたらまたコックリする。点滴の針を刺すと痛みを感じて手足を動かし、「痛かった?」と聞くと再び手足を動かす。顔の汗を拭こうとすると、いやがって左手で払いのけようとする動きもみられる。

栄養剤を注入するためにに鼻に挿入しているチューブが気持ち悪いのか、チューブを抜いてしまうこともあり、再び挿入してもらわなければならないこともあった。

『主任さん（主任ナース）は「抜こうという意志があって抜いているんやから、すごい回復したっていうことやねえ」と言っていた。仕事とはいえ、よけいな手間をかけさせているのに、本心からそう言ってくれているようでありがたかった。』（みのりさん）

一日に三回も四回もチューブを抜いてしまうことがあり、そのたびに再挿入を頼むのは気兼ねではあるものの、武さんの動きが活発になってきたことは大きな喜びである。

こちらの問いかけに対する反応も偶然ではなかった。康子さんが「プリン食べる？　アイスのほうがいい？」と聞くと、アイスのときにかすかにコックリ。栄養剤を注入しているときに「起きてるの？」と聞くとまたコックリうなずく。武さんは、相手が言っていることを理解しているようである。

動きにも変化がみられるようになった。

『九月二三日。左手で目をこするようにした。細かい動作がどんどんできるようになっている。すごい！　がんばれ、武。』（みのりさん）

『九月二五日。二日ぶりに武をみる。左手の動きがとても普通っぽくなっている。喉を手

の甲の方でこすったり、目をこすったり、頭をかいたり。頭のうしろまで腕を回して頭をかいている。』（康子さん）

この日、三度目のMRSAの検査結果が出た。菌は検出されず、もうだいじょうぶとのこと。九月三〇日、胃瘻（胃に穴をあけてチューブを挿入し、そこから栄養剤を注入する栄養法）造設の手術を受ける。経口摂取では必要な栄養が摂取できないため、経鼻栄養より違和感の少ない胃瘻に切り替えるためである。

そして一〇月八日、武さんが驚くべき反応を示した。

康子さんがプリンを食べさせようと、「はい、ア～ンして。大きな口をあけて」と言うと、武さんが口を開け、プリンを食べたのである。この時のことを康子さんは「奇跡かと思った」と振り返っている。かすかにうなずくようにはなっていたが、食べようとして口を開けたのは初めてのことだ。

翌日の回診時、ちょうど桃のゼリーを食べさせていたので、医師に武さんが口を開けるところを見てもらい、「正式」に意識の回復が認められた。

「二ヵ月半か……早いですよ。氷は食べさせてみた？　ガリガリやると脳幹の刺激になるから、やってみるといいですよ」

脳に大きなダメージを受けた患者の中には、意識が回復するのにもっと時間のかかる人もいる。武さんの脳の損傷は、一命をとりとめても植物状態になる可能性があると言われるほど大きかった。それを考えると二ヵ月半で意識が回復したのは、早いと言えるのだろう。

しかしこの間、家族は先の見えないトンネルの中を手探りで一歩一歩進んでいるような気持ちだったのではないか。いや、進んでいるのかどうかさえわからなくなった時期もあっただろう。自宅の奈良と病院がある鈴鹿を二時間近くかけて車で往復し、ベッドの横にマットを敷いて寝袋で眠る生活――。疲れが溜まることも容易に想像がつく。そんな家族に、ようやく明るい光りが見え始めたのである。

武さんが口を開けられるようになってから、ほかにも明るい兆候が現れた。

『一〇月一〇日。声をかけると「グー、チョキ、パー」ができた。帰るとき「バイバイ」とやったら、武が手を振る。感激！』（光人さん）

武さんは手足を動かす理学療法を続け、少し前から麻痺が残っていない左手の手首を曲げたり伸ばしたりすることが、理学療法士の指示通りにできるようになっていたのだ。食事も胃瘻からの栄養摂取と並行して、ミキサー食から刻み食へと徐々に移行していった。

一〇月三一日から、理学療法では、平行棒につかまって立つ訓練と座る訓練が始まり、一一月七日から作業療法も開始された。

その日の日記には、次のように記されている。

『作業療法の先生と車イスで散歩しながら、左手と左足で武に車イスを動かさせてみた。舵こそ取れないが、左手の動きはとてもいいと誉められた。訓練室に戻って、机の前に座り、机の上を転がしたボールを跳ね返せるか、輪投げの輪を棒に通せるか、細かく切ったスポンジをスプーンでお椀に移せるか、などをした。時間はかかるが大体ＯＫ！』（みのりさん）

その後、肘をついて起きあがる練習や、トイレに移る訓練、食事のための訓練――粘土をフォークで刺してケースに戻す、スポンジのピースをスプーンですくって器へ移すなどの作業療法が、理学療法と並行して毎日のように続けられた。武さんは途中で居眠りしてしまったり、やる気を起こさないこともあったが、地道に続けたおかげで車イスへの移乗が介護者一人でも楽にできるようになり、車イスからずり落ちることもなくなった。ベッドの手すりを掴んで起きあがろうとしたり、少しの介助で座ることができるようにもなった。

普段何気なく行っていた動作ができるようになるには、気の遠くなるような時間がかかることを実感させられる。しかし少しずつ、確実に武さんは失った機能を取り戻しつつあった。

康子さんはリハビリテーションにつき添う一方、転院先探しにも奔走した。「急がなくてもいいけれど、自宅近くで受け入れてくれる病院を探しておいてください」と医師から転院を促されていたのだ。

どの病院にも共通していることだが、同じ病院に長期間入院することは、まずできない。長期間入院していると診療報酬が下がり、病院の減収につながるからだ。また、救命救急センターは重症の救急患者を受け入れていく役割を担っているため、ベッドを空けなければならない、という理由もある。救命救急センターに五ヵ月も入院できたのは、長い方ではないだろうか。

康子さんは、リハビリテーションに優れている病院を鈴鹿中央総合病院内にある介護支援センターや知人に聞いて探し、いくつか見学に行った。その一つ、奈良県心身障害者リハビリテーションセンターの診療部門である奈良県リハビリテーションセンター病院に、年末から五ヵ月間入院することになる。

高次脳機能障害のリハビリテーションが始まる

奈良県リハビリテーションセンター病院は、心身障害者の社会復帰のために、検査、治療、訓練を一貫して行っている施設で、ここには高次脳機能障害を持つ患者も多く入院しており、身体障害のリハビリテーションと高次脳機能障害のリハビリテーションを同時進行で行っている。

康子さんは、武さんの主治医となった森本茂医師から、初めて「高次脳機能障害」という言葉を聞いた。そのとき、高次脳機能障害がどのような障害なのか、ある程度の説明を受けたが、康子さんはよく覚えていない。武さんが食堂から戻ってくるとき、自分の部屋がわからなくなり、ちがう部屋に入っていたことがあった。それも高次脳機能障害の症状の一つだと教えられたような気がするが、「いずれ治るだろう、治って当たり前」と考えていた。

奈良県リハビリテーションセンター病院に入院したときの武さんは、自力で立てず、平行棒を持つと何とか立てる。麻痺が残っている右手の指はかすかに動く程度。うなり声は出るものの、言葉はしゃべれない。排泄はオムツを使用。食事は普通食だが、スプーンしか使えない。というように、身体障害がかなり残っていたため、康子さんは歩けるようになってほしい、しゃべれるようになってほしい、と身体機能の回復しか頭になかったのだ。

森本医師の専門は、リハビリテーション科と神経内科である。とくにリハビリテーション科にウエイトをおき、リハビリテーション科専門医の認定を日本リハビリテーション医学会から受けている。

リハビリテーション科医とは馴染みが薄いかもしれないが、リハビリテーションのチームリーダーと考えればわかりやすい。実際に患者に訓練を行うのは理学療法士などの療法士だが、リハビリテーション科医が患者を診察して治療のプログラムを立て、療法士に指示を与える。たとえば右手が麻痺している場合、麻痺の程度によって右手の機能回復訓練をするのか、それとも左手で箸を持つ訓練をするのかを判断するのだ。

療法士との大きなちがいは、医学的知識が広いことと、全身状態の管理ができることだ。リハビリテーション科医は、たとえば脳のこの部位に損傷があるから、どのような障害がどの程度残るか診断でき、患者が急変した場合は緊急処置が行えなければならない。

患者の状態に応じて、ほかの科の医師と連携をとることもリハビリテーション科医の役割である。

リハビリテーションと一口に言ってもさまざまな分野があり、「ぼくはとくに高次脳機能障害に詳しいわけではありません」と森本医師は謙遜する。

「失行症、失認症など以前からある症状はある程度訓練が確立されていますが、脳挫傷の患者さんの症状は、暴言を吐く、くどくなる、作業が持続しない、対人関係がうまく保てないなど多岐に渡り、どのような訓練が効果的なのか正直なところよくわかりません。ただ、本人が取り組めるものを捜していくのが大事だと思っています。心がけているのは、家族の方の話をよく聞くことですね。高次脳機能障害の患者さんは、退院してからたいへんですから。」

認知障害や行動・情緒障害の訓練はまだ手探りのようだが、親身になって話を聞いてもらえることは、家族の大きな支えになる。

武さんは入院してすぐ、身体機能と高次脳機能の評価を受けた。どの程度の障害が残っているのか調べ、それから治療のプログラムを立てるのだ。身体機能は、手足の関節や指の動きなどが調べられた。高次脳機能は、名前を書く、絵を見て同じものを書く、時計の文字盤を完成させる、ペグボード（棒を立てる穴があいている板）の棒を抜く、計算などのテストが行われた。

その結果はどうだったのだろうか。たとえばペグボードのテストでは、「赤の棒だけ抜いてください」という指示では四〇％しかできなかったが、「もうほかにありませんか」とアドバイスすると九〇％できた。計算は、一桁と一桁の足し算は正答率五〇％、二桁と一桁の足し算は全くできなかった。

このようなテスト結果をみながら、武さんの入院時の状態を森本医師はこう話す。

「自発性と意欲が低く、記憶力もよくありませんでした。道具を出して何かを組み立てる、というような手順を覚えることもできませんでしたね。標準失語症テストも行いましたが、注意力が持続せず、途中で中断してしまいました。それから、怒りやすさが目立っていました。」

言葉を発することができるようになってからは、決められた項目の言葉を一分間に一〇個あげる語列挙のテストが行われた。語列挙では、武さんの好きな車の名前をあげてもらったが、二つしか答えることができなかった。

身体機能と高次脳機能の評価を行った後、理学療法、作業療法、そして初めて言語療法が開始された。これらの治療は、もちろん障害を改善するために行われるのだが、リハビリテーション科医は、どこまで回復するか、あらかじめ予測している。しかし、頭部外傷や脳炎などの場合は、「回復の予測がつきにくい」そうだ。

「脳卒中の場合は発症一ヵ月目で、将来どこまで回復するかわかります。大体六ヵ月で維持期に移り、それから先は、それ以上の回復が見込めません。しかし、この患者さんは二ヵ月でどこまで回復するだろう、三ヵ月でここまで回復するだろうという予測ができ、回復のラインを描くことができるんです。ところが、頭部外傷などの場合は、六ヵ月をすぎてもまだ回復していくことがあります。大体一～二年目までは回復がみられますが、回復のラインを描くことが難しいんです。」（森本医師）

理学療法、作業療法、言語療法は、ほぼ毎日行われた。理学療法の訓練の内容は、脚の膝を伸ばす、イスから立ち上がる、膝立ちで歩く、いざって移動する、いすに座る、歩行器につかまって歩く、両手を組んでコップをはさみ移動させる、などだ。作業療法は、モグラたたき、滑車、ボール投げ、プラモデル作り、ジグゾーパズル、輪を右手で掴んで左手で杭に通す、など。言語療法は、単語を復唱する、絵を見て名前を答える、カードの絵を見て楽器や乗り物などのグループに分ける、などの訓練が行われた。

各種の療法が開始されて間もない一月七日、初めて武さんは一人で立ち上がり、バーにつかまり一人でゆっくり歩くことができた。その後、歩行機能は週単位で伸び、一人での歩行が安定してくるようになる。

言葉の回復もみられた。一九九八年一月三日、ようやく小さな声で「いー」と言え、次の日には「あ・い・う・え・お」が言えるようになった。絵を見てその名前を答える訓練では、当初は一割ぐらいしか答えられず、こちらがヒントを出すともう少し答えられる程度だった。たとえばコップの絵を見せて、「コ」とヒントを出すと「コップ」と答えられるのだ。それが徐々にヒントなしで答えられる割合が増え、発音もしっかりして大きな声で話せるようになった。一月三一日には、初めて「お父さん」「お母さん」と呼びかけた。この日の日記には次のようにある。

『今までも手招きして呼ぶことはあったが、「お父さん」「お母さん」と名前で呼んでくれたのは初めて。「お母さん、どっか連れていって」と言って立ち上がった』（康子さん）

リハビリテーションの成果は現れていたが、武さんは訓練中に騒ぎ出すことがあり、これには閉口させられたと康子さんは言う。

「リハビリがいやで、よく怒っていました。器具を壊すのではないかと思うぐらいいたたいたり、恐い顔をして奇声を発したり……。」

言葉が話せるようになってからは、「いや、もういや！」、「帰る！」と部屋中に響きわたる大声で騒ぐ。家族はまわりの視線を浴びながら、武さんをなだめすかして訓練を続けさせた。

その甲斐があって、武さんはオセロゲームができるまでになった。

『五月一三日。お昼まで予定がないので、三階のロビーで「マンガみる？」と聞いたら珍しく「うん」と言い、二～三冊見ていた。オセロがあったので「オセロやろうか？」と言ったら「うん」というのでやってみた。途中でいやになるだろうと思ったが、二〇～三〇分ずっとやってゲームオーバーした。階段を降りながら「よくやったね、できるようになったね」と涙が出た。』

五月二五日、武さんは大阪にあるリハビリテーション専門のA病院に移った。四月に入ったころ、「次、どうされますか。ずっとここにいるわけにはいきませんし……。」と森本医師から転院を促され、紹介を受けた病院である。

「まだ在宅は早いと思っていました。治らないとわかっていても、少しでも元に戻したい。それにはリハビリしかないと思っていましたから、森本先生に相談して紹介してもらったんです。」（康子さん）

A病院には四ヵ月入院し、その間、康子さんは毎日奈良から通ってつき添った。

ここでも、理学療法、作業療法、言語療法が連日行われた。身体機能はだいぶ回復していたので、理学療法では、座って重心を左右に移すなどの微妙なバランスをとる訓練や、細かい動きができるようにするための訓練が中心になった。

作業療法は、両手で新聞紙を破る、スポンジのサイコロを掴んで積みあげる、升目に漢字を書く、鋸で板を切る、キリで穴をあけるなどの訓練が続けられ、退院するころには手順や段取りを身につけるための調理の訓練も行われるようになった。

言語療法では、発声のグループ訓練、しりとり、連想ゲーム、トランプ、簡単な文章作り、タイムスケジュールの認識などの訓練が行われ、発声と同時に記憶障害に対してもアプローチされるようになった。

武さんは、やはり感情のコントロールができず、きらいな理学療法の時間になると、

「だ・る・い、だるいんじゃー」と大きな声で騒ぎ、療法士の手を掴んだり、頭をぶつけたりして反抗していた。また、病室で同室者とトラブルを起こし、看護師から「この病院に適応できるかどうか、一週間観察させてください」と言われたこともあった。康子さんは、「一週間、身のおき所がありませんでした。何かあれば追い出されるのかと思うと……。それが一番辛かったですね」と当時を振り返る。

Ａ病院に入院する際、入院期間は三ヵ月という約束だったが、結果的には四ヵ月リハビリテーションを受けることができた。身体機能はレベルアップし、排泄も失敗することはあるものの、一人でトイレへ行けるようになってきた。しかし、家で療養するには不安が残り、何よりもっとリハビリテーションを続けさせたいと思っていたので、康子さんは森本医師に奈良県心身障害者リハビリテーションセンターの施設部門である自立訓練センターに入所させたい旨を伝え、紹介状を書いてもらう。

身体機能は大きく回復したが……

自立訓練センターは、肢体不自由者更生施設と重度身体障害者更生援護施設にわかれ、武さんが入所したのは後者である。

重度身体障害者更生援護施設は、社会復帰に必要な生活指導や訓練を行う社会福祉施設で、措置制度によって運営されている。入所資格は、①満一五歳以上、②身体障害者手帳の交付を受けている、③常時医学的対応を必要としない、④自立に向けて意欲を示し、リハビリテーションの効果が期待できる、の四点で、各都道府県に設置されている身体障害者更生相談所が判定を行い、市町村が入所を決定する。

武さんは入所が認められ、一九九八年一〇月五日から同施設で訓練を始めた。そして現在、入所から四年が経過した。

ここでは月曜日から金曜日まで、個々に応じて作成された時間割にそって訓練が実施されている。武さんの訓練内容は、体育、個別トレーニング、スポーツ訓練、認知障害にアプローチする作業訓練などである。作業訓練は週に三コマしかないが、計算、書字、プラモデルの組立作業、最後に日付、曜日、時間、その日の訓練内容を記録するという認知障害に対するアプローチが行われている。同施設には理学療法士、作業療法士、言語聴覚士が配置されているが、奈良県リハビリテーションセンターと兼任で、そちらに重点がおかれているため、主に訓練を指導しているのは生活指導員だ。

生活指導員の佐竹正文さんは、武さんの状態をこう話す。

「身体機能はかなりアップしていて、日常生活を送るには十分な状態です。しかし記憶障害が大きく、書ける漢字は小学生程度、計算は三桁のかけ算までです。わからないときにはどうするか。漢字なら辞書で調べる、日付を覚えていなければカレンダーをみる、ということができるようになればいいんですが、なかなかそこまでには至っていません。自分には記憶障害があるからメモしよう、となればいいんですけど。」

施設から家まで、電車に乗って帰る訓練も指導員がついて十数回実施された。施設から駅まで二〇～三〇分歩き、切符を買って電車に乗る。身体的には一人でも可能である。しかし、武さんは女性に関心があるので、途中で女性に出会ったら声をかけてしまい、家へ帰ることを忘れてしまう可能性が大きく、一人で帰らせるにはリスクが伴う。

集中できる時間は少し長くなってきたそうだ。パターン化した行動、たとえば次の時間はどこへ行けばいいのかも、時間割をみればわかるようになってきた。しかしそれは訓練の成果か、施設に慣れてきただけなのか判断がつきにくいところだそうだ。

「リハビリテーション研究集会などに参加して勉強していますが、アプローチしきれていないのが実状です」と佐竹さんは言う。

武さんの家での状況はどうだろうか。

「以前は季節もわからなかったのですが、最近は日付がわかるようになってきました。それから、武とクロスワードパズルをしているときにびっくりすることがありました。ちょうどアメリカで同時多発テロが起こったころで、『今アメリカが攻撃している国は?』という問題があったんです。そしたら『アフガン』『タリバン』『ビン・ラディン』という言葉が出てきたんですよ。施設の食堂の席がテレビの真うしろなので、きっとニュースでよく聞いていたんでしょうね。」（康子さん）

こんな難しい言葉を覚えている反面、その日のでき事を覚えていない。映画を観に行った時のことだ。康子さんが映画のパンフレットを見せて、「どれが観たい?」と聞くと「ハリー・ポッター」と即答し、上映時間二時間四〇分の間、ずっと座って観ることができた。ところがその帰り道、

「今日、どこへ行ってきた?」

「ちょっと、そこまで」

「ハリー・ポッター観てきたのとちがうの?」

「あ、そうそう」

という会話になってしまう。

自宅で過ごす週末は、少しでも脳の刺激になればと思い、いろんなところへ連れていくようにしているが、初めてのところは道がわからなくなるので、片時も目を離すことができない。スーパーマーケットへ連れていくと、「いらっしゃいませ、いらっしゃいませ」と大声を張りあげ、まわりから奇異な目でみられる。会話は、挨拶はできるものの、そこから発展させることができない。「お母さん、この人なにをしゃべってるの？　英語？　日本語？」と言い、どこかへ行ってしまうのだそうだ。最近は少し会話に加わることもあり、「よくなっているのかなあ」と康子さんは思っている。

家族が一番困っていることは、女性に関心を示すことと、怒り出すことだ。この章の冒頭で触れた、私とのやり取りのように、武さんは女性をみると初対面でも「かわいいなあ」と頭をなでたり、ほっぺたに「チュッ」とキスしたりするのだ。「ダメ」と注意されるとすぐにやめる可愛いものだが、親としては気が気ではないだろう。

武さんは、病院でも訓練中によく怒っていたが、最近は父親に反抗するようになってきた。

「お父さんがちょっと注意しただけで『もう触るな！』『はなせ！』などと拳を振りあげてわめきます。この間は側に来たと言うだけで怒りだして、地団駄を踏んだり壁をたたいたり、自分の頭をぶつけたり……。相手に暴力を振るうことはありませんが、壁には穴があいています。」

武さんは、施設でも壁をたたいて怒っていることがある。職員が「やめとこうな」と声をかけるとおとなしくなるそうだが、「普段から発散しきれないモヤモヤしたものを持っているようだ」と佐竹さんは言う。

感情コントロールの低下は、家族がもっとも対応に苦慮し、専門職も十分にアプローチできていない症状だろう。

武さんが自立訓練センターに入所してから、再び定期的に診察している森本医師は、「高次脳機能障害の中で精神症状が一番問題だと思う」と認識した上で、次のように話す。

「自分の言いたいことが頭で構築できない。構築できても言葉に出せないから、イライラしてカッとなるんだと思います。精神症状にアプローチするとすれば、どんな話題を提供すれば表情が和らぐか、そして本人はどうしたいのか、何をしたいのかを探っていくことではないでしょうか。武君は、不機嫌なときでも車の話をしたら表情が和らぐことがあります。精神科で薬を処方してもらうことも有効ですが、精神症状へのアプローチは、リハビリテーション科医もやっていくべきだと思います。」

精神症状については、「精神科とのかかわり」がひとつのポイントになってくるが、それについては後述する。

武さんが事故に遭ってから、まもなく五年になろうとしている。この間、少しでもよくなってほしい一心でリハビリテーションを続けさせ、家族はずっとつき添ってきた。身体機能は大きな回復を見せ、高次脳機能も改善された部分はある。では、さらに訓練を続ければ、社会復帰できるようになるのだろうか。森本医師に聞いてみた。

「社会に出て働いてお金を得る、という意味の自立は難しい。五年経っても、一〇年経っても難しいと思います。遠巻きには常に監視しておかないと無理です。お母さんに聞かれても同じように答えます。でも、これで頭打ちです、と言う気はありません。難しいことを理解してもらった上で、ほのかな期待を持ってもらうことは、むしろいいことだと思います。患者さんの意欲が高まってくると、さまざまな機能回復が促進されることはよくありますし、免疫力が高まり、より健康でいられるようになることもありますから。

ただ、必ずしも訓練を続けることがベストだとは思いません。患者さんは訓練するために生きているのではありません。歩行訓練をするのは、歩いてどこかへ行くのが目的です。高次脳機能障害者は、自分で生きていく目的を見いだせないことがあるので、その場合はまわりの人が見つけてあげないといけない。たいへんですけどね。武君の場合、自動車関連の会社で、給与は通常の半分、四分の一でもいいから働けるといいんですけどね。」

　これ以上の改善が見込めなければ、どのようにして社会と接点を持つかが課題になる。社会が高次脳機能障害者をいかに受け入れるか、が問われているとも言えるだろう。しかし、リハビリテーションの現場にもまだ問題は山積している。

二、リハビリテーションに関するいくつかの問題

医師や専門職も知らない高次脳機能障害

　高次脳機能障害のリハビリテーションに関する問題の一つは、本人と家族が高次脳機能障害が残っていることを知らずに退院し、高次脳機能障害のリハビリテーションを受けることができていない、ということだ。

　第1章でみてきたように、高次脳機能障害者の家族の話によると、医師から高次脳機能障害の説明を受けていないことが多い。康子さんも、先の鈴鹿総合中央病院では聞かされ

ていなかった。説明を聞いても、身体障害が残っていれば家族はそこまで頭が回らないかもしれないが、話しておくべきではないのか。なぜ、高次脳機能障害が残ることを家族に説明しないのだろうか。高次脳機能障害の知識がない医師もいるのだろうか。ずっと気になっていた疑問を、森本医師にぶつけてみた。

「患者さんが重症であればあるほど、救命に全力が注がれます。でも、医師は高次脳機能障害が残ると危惧していれば、少しは話していることもあると思います。家族の方は、聞いても忘れてしまっていることもあるかもしれませんね。

高次脳機能障害は神経心理学の学問になるんですが、医学部の授業の中で、高次脳機能障害に関する時間が非常に少ないということは言えると思います。ぼくは一九八〇年に医学部を卒業しましたが、学校では高次脳機能に関する講義はなかったし、国家試験の問題にも出ませんでした。ですから、卒業後に高次脳機能障害を持つ患者さんに出会うとか、医師が個人的に関心を持って勉強しないと、知識を得られないというのが実状だと思います。」

高次脳機能障害の原因の大部分を占める脳卒中と頭部外傷の患者を、まず担当するのは脳神経外科医だ。ところがその脳神経外科医でさえ、「高次脳機能障害をよく知らない」

と京都大学医療技術短期大学部・作業療法学科の助教授・種村留美さんは言う。種村さんは、長年病院で高次脳機能障害のリハビリテーションに取り組んできた作業療法士として、そのことを実感している。

「脳外科の医師の中には、高次脳機能障害をよくごぞんじない方もいます。ですから手足に麻痺が残っていなければそのまま退院させてしまい、何年も経ってからマスコミなどを通じて、初めて高次脳機能障害を知る患者さんがたくさんいらっしゃいます。これはとても大きな問題だと思います。」

幸か不幸か身体障害が残れば、リハビリテーション施設に移ることになるが、その施設が高次脳機能障害のリハビリテーションに詳しいとはかぎらず、身体障害が改善すれば退院するケースも多い。このことに関しても、「脳外科の医師がリハビリテーションとのネットワークを持っていないため、患者さんを適切なリハビリテーション施設に紹介できていない」と種村さんは指摘する。

「高次脳機能障害に関心を持っていても、すべての作業療法士が十分な技術を持っているわけではありません。きちんと評価し、訓練できる作業療法士が少ないのが現状です。しかし、技術を持っている作業療法士がいる病院に患者さんが紹介されていない、という現実があると思います。これは私たち作業療法士が反省すべき点でもあります。作業療法士のスキルを向上させ、高次脳機能障害のリハビリテーションを受けられる病院の情報をどんどん提供をしていかなければいけないと思っています。」

まず脳神経外科医が高次脳機能障害の知識を持たなければ、患者は適切なリハビリテーションを受けることができない。しかし脳神経外科は、生きるか死ぬかの患者を扱う領域であり、一命を取りとめ、手足が動くようになれば万々歳だ。長期間にわたって患者を診ることもないので、高次脳機能障害に関心を持つことが少ない。

「若者と家族の会」の顧問・脳神経外科医である山口医師は、「自分が手術した患者さんが、その後どのような状態になっているのか知るために、脳神経外科医はある程度の期間、患者さんを診る必要がある」と言う。

話は少し横道にそれるが、それは高次脳機能障害の症状を知るだけではなく、高次脳機能障害を最低限に抑える手術をするためでもある。

「脳挫傷を起こすと脳浮腫が進行し、頭蓋骨内に収まりきらなくなるため、脳本体の一部を切除します。その際、熟練している外科医は、できるだけ正常な部分を残すようにします。とくに重要な働きをしている部位は残そうと考えます。ところが手術に慣れていない医師は、救命を重視するあまり正常な部分を必要以上に切除してしまうことがあります。患者さんを一定期間診ていれば、それによってどのような症状が現れるのかがわかり、脳の切除を最低限に抑える手術を心がけるようになるでしょう。」（山口医師）

リハビリテーションを確立して広げていくことも重要だが、この話を聞いてから、リハビリテーションに係わる専門職以上に、脳神経外科医が高次脳機能障害の知識を持つべきだと痛感した。

リハビリテーションに厳しい診療報酬の改定

リハビリテーションに関するもう一つの課題は、一つの病院で長期間リハビリテーションを受けられない、リハビリテーションを必要とする患者が切り捨てられつつある、ということである。

大久保武さんの経過の中でもみてきたように、まだリハビリテーションが必要な段階でも、患者は転院を促されている。それが二〇〇二年四月の診療報酬の改定で、さらに拍車がかかりそうだ。

理学療法と作業療法の診療報酬は、それぞれ療法士の人数と訓練施設の充実度によって、Ⅰ、Ⅱ、Ⅲ、Ⅳの四つに、言語聴覚療法（言語療法の名称が変更）は、同じくⅠ、Ⅱの二つにランク分けされている。これらの診療報酬が、この度の改訂で減額されたのだ。

理学療法Ⅰを例にとってみてみよう。これまでは、「複雑なもの」と「簡単なもの」にわかれ、前者が六六〇点（一点は一〇円と計算する）、後者が一八五点（いずれも四〇分）だった。ところが四月から、「個別療法」と「集団療法」にわかれ、前者が二五〇点、後者が一〇〇点（いずれも一単位＝二〇分）に変更になった。個別療法を二単位＝四〇分行っても五〇〇点で、これまでの六六〇点に比べると一六〇点の減額になる。

さらに、一ヵ月の間に個別療法を一一単位以上すると、一一単位目からは診療報酬が三〇％カットされる。理学療法、作業療法、言語聴覚療法は、それぞれ一日最高三単位まで実施することができるが、理学療法、作業療法、言語聴覚療法を組み合わせると、合わせて一日に四単位までしか実施できない、という規制もある。それ以上行っても、診療報酬が支払われないのだ。ただし、発症九〇日までの患者と、回復期リハビリテーション病棟に入院している患者には、一日六単位まで認められる。また、「早期発症加算」といって、一単位につき発症から一四日までなら一〇〇点、一五日～三〇日までなら八〇点、三一日～九〇日までなら三〇点が加算される。

回復期リハビリテーション病棟は、二〇〇〇年四月に認められたリハビリテーションを集中的に行うための病棟だ。そのため、入院から一八〇日までは入院基本料が下がらない。しかし、発症から九〇日までの患者が八割を占めていること、という条件があり、この度の改訂では入院基本料も一七〇〇点から一六八〇点に減額された。

これらのことから、今後、病院は存続をかけて発症から九〇日までの患者を増やし、ベッドを早く回転させようとするだろう。リハビリテーション部門を切り捨てることも考えられる。このような状況は、リハビリテーションを必要とする患者全体の問題だが、高次脳機能障害者はリハビリテーションが長期間にわたることが多いだけに、とくに大きな影響を受けそうだ。

医療制度上の問題で、もう一つ気になることがある。それは、各療法士の配置人数が少ないことだ。

先述のように、理学療法と作業療法は四つのランクに、言語聴覚療法は二つのランクにわかれ、それぞれいくつかの基準が設けられている。各療法士の配置基準だけをみると、次のようになる。

もっとも体制が整っている理学療法Iと作業療法Iの認可を受けている施設は「総合リハビリテーション施設」と呼ばれ、A施設とB施設にわかれる。A施設は、常勤の理学療法士が五名以上、常勤の作業療法士が三名以上勤務していることが条件だ。B施設は、常勤の理学療法士と作業療法士がそれぞれ六名以上で、なおかつ合計数が一五名以上であること、となっている（いずれも回復期リハビリテーション病棟と兼任してはいけない）。

もっとも体制が整っている施設にしては、療法士の人数が少なくはないだろうか。しかもベッド数は関係ない。一〇〇床の施設でも五〇〇床の施設でも、最低これだけの人数を揃えておけば、「総合リハビリテーション施設」を名のれるのだ。

一つランクが下の理学療法IIの配置基準は、常勤の理学療法士が一名以上、作業療法IIも、同じく常勤の作業療法士が一名以上である。理学療法III、作業療法IIIになると、さらに基準が低くなり、一週間に二日以上勤務する理学療法士、作業療法士が一名以上勤務していればいい。

言語聴覚療法は、Iが常勤の言語聴覚療法士が三名以上勤務していること、IIは同じく一人以上勤務していること、となっている。

療法士の配置基準がこのように低いため、総合リハビリテーション施設の認可を受けていたり、リハビリテーション科を標榜していても、患者は十分なリハビリテーションを受けられるとはかぎらないだろう。もちろん、配置基準以上の療法士を揃えている施設もあるが、そんな施設は決して多くないのが実状だ。

「支援費制度」が導入される社会福祉施設

リハビリテーションは社会福祉施設でも受けることができる。訓練施設にはいくつかの種類があるが、高次脳機能障害者に適しているのは身体障害者更生施設だろう。身体障害者更生施設は、身体障害者の社会的自立を目指して、リハビリテーションや生活指導を行っている入所施設で、肢体不自由者更生施設、重度身体障害者更生援護施設（先述の大久保武さんが入所している施設）、視覚障害者更生施設、聴覚・言語障害者更生施設、内部障害者更生施設にわかれている。

ところがこれらの身体障害者更生施設は、身体障害者手帳を取得していなければ入所することができない。高次脳機能障害者の中には、身体障害が残っていないために身体障害者手帳を取得できない人も多く、そのような人たちは入所を断られているのである。身体障害者を対象にした福祉サービスはほかにもいろいろあり、高次脳機能障害者も利用できればいいのだが、やはり身体障害者手帳の取得が条件になっている。

障害の区分と福祉サービスについては第4章で述べることにし、ここではリハビリテーションの内容についてみてみてよう。

大阪市更生療育センターの重度身体障害者更生援護施設には、ほかの同施設と同様に、高次脳機能障害者の入所が増えており、理学療法士、作業療法士、言語聴覚士、心理士、指導員が訓練・支援にあたっている。そのうち作業療法士と心理士が、高次脳機能障害者を対象に目的に応じた五つのグループ訓練を実施している。

たとえば、記憶障害がある人を対象にした訓練では、自分の障害に対する認識を促すこと、記憶障害の代償手段であるメモをつける習慣をつけることなどを目的に、メモの使用のしかたを個別に考える、週末のでき事をメモをみながら話す、自分の宿題を確認する、などを行っている。

また、日付などの見当識の向上や、社会のでき事に興味を持つためのきっかけ作りを目的としている訓練では、日付と自分が興味を持った記事をノートに写し、発表し合っている。新聞の準備と片づけ、出席のチェックなどの役割も決めて行っている。

このようなグループ訓練を実施しているのは、高次脳機能障害の症状は複雑に絡み合っており、動機づけや自尊心なども重視して働きかける必要があるからだ。

個々の日常生活動作（食事、整容、入浴、排泄など）については、理学療法士と作業療法士が連携して訓練している。必要に応じて両療法士が早出・遅出体制をとり、実際の生活場面での訓練を行い、早期の自立を促進する。しかし、「作業療法士二人で、一コマ八～一〇人程度、それが六コマで、一日延べ四〇～五〇人の入所者を訓練している状況です。そのため、調理動作や上肢機能の回復促進などマンツーマンで行う必要がある訓練については、十分に行えていません」と同施設の作業療法士は言う。

重度身体障害者更生援護施設（入所定員五〇人）に配置される訓練スタッフは国で基準が定められている。同施設は理学療法士一人、作業療法士二人、言語聴覚士一人という国の基準を満たしているが、加えて大阪市の単費事業（通所）で理学療法士二人、言語聴覚士一人が配置されている。

今の体制でもマンツーマンの指導が十分に行えない状況だが、二〇〇三年四月から導入される「支援費制度」によって、「さらに施設の質が落ちるのでは」と同作業療法士は危惧する。

支援費制度は、介護保険制度と同じような仕組みである。現在、同施設を含む障害者福祉サービスは、措置制度で運営されている。行政がサービス提供事業者（同施設もこれにあたる）やサービス内容を決定し、サービス提供事業者には、行政から措置費が支払われている。それに対し支援費制度は、利用者がサービスを選択し、事業者と直接契約を結ぶことになり、事業者には行政から支援費が支払われる。支援費の額はまだ決まっていないが、利用者の障害の程度によって異なり、現在支払われている措置費を下回ることが予測される。さらに現在の職員配置基準よりも、常勤職員数が少なくなる。

利用者が事業所を選ぶことによって競争原理が働き、質が向上すればいいが、それには自由に選べるだけの事業者数が揃っていることが大前提になる。支援費の額によっては、社会福祉施設の質の低下も覚悟する必要がありそうだ。現在検討されている支援費制度の詳細に注目したい。

三、心理士が中心になって実践を重ねてきた認知リハビリテーション

―名古屋市総合リハビリテーションセンター―

名古屋市総合リハビリテーションセンター（以下、名古屋リハセンターに略）は、高次脳

機能障害のリハビリテーションをリードしている施設である。とくに、アプローチのしかたがまだ確立されていない、認知障害、行動・情緒障害のリハビリテーションの実践を積み重ねて一つの方法を提唱し、注目を集めている。

もう一つの特徴は、病院部門（入院、外来）と福祉部門（入所の重度身体障害者更生援護施設＝以下、更生施設に略、通所の職能開発課）にわかれ、身体機能のリハビリテーションから認知リハビリテーション、社会リハビリテーション、職業リハビリテーションまで総合的に高次脳機能障害者の社会生活を支援していることだ。

附属病院への入院期間がかぎられていたり、福祉部門は身体障害者手帳を所持している人しか利用できない（職能開発課は、名古屋市の単費事業によって、所持していない人も一部利用できる）という、どの施設も抱えている制度上の制限はあるものの、このような施設は全国的に見ても数が少ないため、遠方から訪れる人が後を絶たない。

名古屋リハセンターで、認知障害、行動・情緒障害のリハビリテーションの中心になり、当事者と家族にもっとも大きく係わっているのは心理士である。

一九九一年に、心理士が中心になって「脳外傷リハビリテーション研究会」を設立。一九九七年には、家族への心理教育がきっかけとなって、当事者団体・脳外傷友の会「みずほ」が発足した。

同センターの臨床心理士・阿部順子さんは、当事者や家族との係わりについてこう語る。

「作業療法士や言語聴覚士は、それぞれの訓練が必要なくなれば係わらなくなります。ですから、心理士が患者さんや家族とずっとおつき合いしてるんです。かなり踏み込んだ係わりをしないと問題が見えてきませんし、解決の糸口を掴むことができません。」

社会適応へのプロセスと援助方法

利用者は、病院（二ヵ月間の入院の後、外来）でのリハビリテーションを一～二年受けた後、状態に応じて更生施設、職能開発課、社会・在宅へと移行していく。さらに、更生施設から職能開発課をへて就職する人、外来や更生施設から就学する人もいる。

心理士は、作業療法士や言語聴覚士とともに、病院と更生施設の利用者を対象にリハビリテーションを行っている。その際のベースになっているのは、同センターが実践を基に考案した「社会適応モデル」だ。これは、外見からはわかりにくい認知障害や行動障害を持つ高次脳機能障害者が、社会に適応するためのプロセスと援助方法の基本的な考え方である。

家族の参考にもなるので、『脳外傷者の社会生活を支援するリハビリテーション』（監修・永井肇、編著・阿部順子　中央法規）「第二章、社会適応に向けた援助の基本」を基に、その内容を要約してみた。

「社会適応モデル」は、①認知・行動障害の存在を明らかにする、②障害の認識をすすめる、③補償行動を身につける、環境を設定する、⑤長期的に援助する、という五つの段階にわかれる。

①認知・行動障害を明らかにする。

認知・行動障害はわかりにくい障害であるだけに、本人といっしょに生活している家族は障害の全貌を理解できるが、生活の一部しか観察していないリハビリテーションスタッフは、すべてを理解することが困難である。そのため、スタッフは障害の影響がはっきり現れる課題や、失敗が目に見えて現れる課題を通して障害を評価している。

本人に対しても障害を明らかにする必要があるが、本人は失敗に直面しても、その失敗から学ぶことができないために、その場でスタッフが事実を直接本人に示したり、認識のずれを指摘したり、あるいは行動の修正を指示している。このような働きかけを「リアルフィードバック」と呼んでいる。

２障害の認識をすすめる。

本人が自分で障害を理解する「自己認識」ができていなければ、社会と折り合いをつけることができなかったり、障害を補うための手段を身につけようとしない。障害を認識させることが、社会適応の重要なポイントになる。

自己認識は、①障害に全く気づいていない状態から、②漠然と気づく、③部分的に気づく、④実際の場面の中で生じる問題を具体的に述べることができる、⑤起きそうな問題を予測することができる、というように段階的に進み、障害を実感として捉えられるようになる。

リアルフィードバックの働きかけによって、自己認識が①から②、さらに③へと進んでいくようにサポートしていくことが必要だ。

３補償行動を身につける。

リハビリテーションでは、低下した能力を回復させるさまざまな訓練が実施されるが、記憶や注意、思考・判断、行動などが以前と同じようにできない利用者が多数を占めている。そのような利用者が社会に適応していくためには、以前とちがう対処方法を身につけることが必要になる。

この方法には、①認知障害を補償する対処法と、②認知・行動障害によって生じる問題への対処法の二つがあり、総称して「補償行動」と呼んでいる。

認知障害を補償する対処法には、たとえば次のようなものがある。

記憶障害のために、自分がどこで何をしたいか、何をしたらよいかわかなくなって混乱してしまう場合は、メモを取ったりスケジュールボードに一日の活動予定をわかりやすく書き込んでおく。不注意で、頻繁にミスを重ねてしまうような場合には、一つずつ順番に片づけたり、何度か確認をする。

このような方法を自分から取ることができるように、さまざまな訓練が行われる。

認知・行動障害によって生じる問題への対処法は、次の三つの方法を利用者の状態に応じて取り入れている。

①社会的支援活用型　他者を信頼して指示に従ったり、援助を求める。

②責任受容型　誤った自分の行動を素直に反省し、時に謝罪する。
③自己コントロール型　自分の感情や行動を制御して、慎重に行動する。

4環境を設定する。

認知障害が軽い場合は、補償行動を身につけることで社会適応が可能になるが、重い場合には環境を調整していく必要がある。認知障害が重い利用者は環境を理解することが難しく、そのために混乱したり感情が不安定になって、パニックに陥ってしまうことがあるからだ。

調整の方法の一つは、周囲の人が一日の活動を順序立ててわかりやすくしたり、絵などの手がかりを用意し、環境をわかりやすくすることである。もう一つは、本人が安定して仕事や生活をできる環境を選んだり、職場に対して適切な環境づくりを働きかけることだ。

5長期的に援助する。

訓練を終了し、社会生活に移行してからも、環境の変化などによって問題が起こることがある。そのような場合、同センターでは外来でリハビリテーション科医が窓口になり、必要に応じてリハビリテーションスタッフに依頼があり、問題解決へ向けて援助を行っている。患者が職場や地域で安定した生活が送れるように、職場や他施設からの相談や依頼にも応じ、専門的なアドバイスもしている。また、友の会の活動を支援することも、患者・家族の長期的な援助につながっている。

社会適応へのプロセスを援助していく際に重要なことは、本人を取り巻く人たち全員が同じ対応をすることだ。一人でも「まあまあ、いいじゃないか」と思っていては、自己認識は進まない。考え方を統一し、起こった問題を全員が知った上で一貫した対応をすることが重要なのだ。

そのため同センターでは、訓練を担当する中心的なスタッフで事例検討会や研究会を持ち、その中で得られた知見をほかのスタッフに伝え、高次脳機能障害者に不慣れなスタッフにはアドバイスしている。訓練に係わらない受付や守衛の人にも、高次脳機能障害の説明と起こりそうなトラブルへの対処法をマニュアルにして配布し、説明会も開いている。

家族への教育・サポートも必要だ。ハンドブックを作成して家族に配布し、個別に相談に応じたり、講演会や相談会、機関誌への投稿によって障害の説明や対応のしかたを伝えている。また脳外傷友の会「みずほ」では、情報交換だけではなく、慰め合ったり励まし合ったりと家族同士でサポートしている。

社会適応の鍵を握る心理的アプローチ

名古屋リハセンターでは、このような社会適応モデルをベースに作業療法士、言語聴覚士、心理士が訓練を行っているわけだが、心理士が課題の中でとくに積極的に取り組んでいるのは、心理的アプローチである。わかりやすく言えば、本人が障害を理解し、障害とどのようにつき合っていくかをいっしょに考えるのだ。

心理的アプローチが非常に重要だと阿部さんは言う。

「心理的アプローチを行っていなければ、社会へ戻っても適応できません。たとえばスタッフの前では、補償行動としてメモを取っていても、社会へ出てからやらなくなってしまいます。スキルを身につける認知的アプローチだけをいくら実施しても、心理アプローチを伴わなければ、うまくいかないのではないでしょうか。」

心理的アプローチの一つである障害の理解は、社会適応モデルの中で示されている「自己認識」を促す係わりである。

たとえば、計画的に行動することができないために、一人での外出を禁止された施設に入所したばかりの障害者へのアプローチは、次のように行われる。

――どうして一人で外出してはダメなんですか？

「どうしてかなあ。わからんけど、そう言われている。」

――誰に言われてるの？

「親と指導員から。」

――じゃあ、どうしてダメなのか二人に聞いてきてください。

実際に聞きに行かせたところ、指導員は外出訓練を実施したとき、「バスに乗り遅れて困った」事実をフィードバックした。それを受けて心理士は、問題解決クイズを行って、計画を立てて見通しをもって行動することが苦手になったことを理解させた。その上であらかじめ考えて行動することを学習させるようにした。


心理的アプローチはカウンセリングと混同されがちだが、大きなちがいがあるそうだ。

「心理的アプローチは『コーチング』と言って、教える役割が大きく、具体的に指示を出します。『あなたが困っているのは、～と～だね。だったら～しよう』という感じです。

高次脳機能障害者は、情報処理の容量が少なく、判断力が弱くなっていますから、カウンセリングのように本人に考えさせたり判断させせようとすると混乱してしまい、大きなストレスを与えてしまうことになります。本人がパニックに陥ったときも、『こうしなさい』『こうしよう』とリードしていきます。

ある利用者の方は、大学へ通いながら自動車運転免許を取ろうとしていました。同時に二つのことをするのは、高次脳機能障害者には難しいことです。そこで、『今は大学を休んでいいから免許を取りなさい』と指示を出しました。途中で挫折するのはよくないので、一つ乗り越えた体験をさせる。将来役に立つ免許の取得を選んだわけです。

この方は、カウンセリングを受けていましたが、混乱してしまい、相談に来られた方です。中にはカウンセリングが必要な方もいますが、うまくいかないケースが多いですね。」

家族は臨床心理士のこのようなアプローチをみながら学び、生活の中で実践していく。そして困った時には相談に来ている。

「家族の方は、『ここに来るとホッとする』と言います。わかってくれるという安心感があるからでしょうね」と阿部さん。臨床心理士は、家族の心のよりどころになっている。

ところで、名古屋リハセンターでは、阿部さんを含め二名の臨床心理士が働いているが、医療施設には心理士がほとんどいない。重度身体障害者更生援護施設には、心理士を配置することが義務づけられているが、医療施設には義務づけられておらず、心理士がリハビリテーション治療を行っても診療報酬につながらないからだ。つまり病院にとって、心理士は「お金を稼げないスタッフ」なのである。阿部さんも、正式には福祉部門の職員だ。

心理士の治療が診療報酬につながらないのは、心理士が国家資格ではないことが大きな理由だ。高次脳機能障害者にかかわらず、患者は心理面でも問題を抱えていることが多い。心理士の治療を診療報酬で評価すべきだろう。

ちなみに「臨床心理士」とは、財団法人日本臨床心理士資格認定協会の認定を受けた心理士のことである。

精神症状には投薬とリハビリテーションを並行

名古屋リハセンターでは、臨床心理士が本人や家族と大きく係わっているが、主治医はリハビリテーション科医である。リハビリテーション科医が、心理士を含む専門職と情報交換をしたり他科と連携を取りながら、患者の障害や病気をすべてマネージメントしているのだ。

情緒が不安定で怒りっぽくなったり、躁鬱状態などの精神症状が現れている場合は、精神科での投薬治療とリハビリテーションを並行して行う。精神症状が現れると精神科に任せた方がいいという意見も聞くが、「投薬だけでうまくいったケースを知らない」と阿部さんは次のように言う。

「本人は、障害によっていろいろなことがうまくいかず、追いつめられているのだと思います。ですから精神科の薬を飲めば治るわけではなく、薬がサポートしてくれるだけ、と考えた方がいいでしょう。自分でできることが増えて自信がつくように訓練をしたり、まわりの環境を整えることもしないとよくなりません。それから、ここでも障害を理解させ、納得させることが一番重要です。それができれば、一人でいるときでも『混乱があるな』と思うと自分で薬を飲むことができるからです。」

高次脳機能障害の取材を始めてから、精神科との係わり方が気になっていた。家族は精神科での診察に抵抗を感じているようだが、精神症状が現れれば投薬も必要ではないのか。しかし、それだけでは問題の解決にはならないだろう。などの考えが頭の中でぐるぐる回っていたのだ。少しの薬で症状を抑えながら、精神症状が現れている背景にもアプローチが必要だという阿部さんの話は、一つの方向性を示しているように思える。

同センターでは、投薬とリハビリテーションによって、精神症状が落ち着いたケースが多くあるため、家族は精神科での診察に抵抗を感じていないと言う。

精神科との関連でもう一つ、精神障害者の作業所についてふれておこう。家庭に戻った高次脳機能障害者の中には、行き場がなくて、精神障害者の作業所に通っている人もいる。だが、精神障害者と高次脳機能障害者は「『似て非なるもの』で、対応のしかたが全くちがう」と阿部さん。

「精神障害者の作業所は、当事者のストレスを減らすように、居心地のいい場所を作っています。たとえば、ある高次脳機能障害者は、作業所のスタッフから『来たかったら来たらいいし、帰りたかったら帰ったらいいよ』と言われました。すると本人は、『それは帰れ、ということか』と困ってしまったのです。このようなあいまいな対応をされると、高次脳機能障害者は混乱してしまいます。高次脳機能障害を理解し、精神障害者と区別した対応を取ってくれる作業所ならいいですが、そうでないところは適していないと思います。」

高次脳機能障害者の作業所があれば――。これは家族の共通の願いだ。名古屋リハセンターが全面的に支援している脳外傷友の会「みずほ」は、それを実現している。同センターの近くに「みかんやま」、豊橋市に「笑い太鼓」という高次脳機能障害者の作業所を開設しているのだ。作業所では就労支援やリハビリテーションの一環として軽作業などを行い、本人や家族の交流の場にもなっている。「作業所は、高次脳機能障害者の社会復帰のための『ベースキャンプ』の役割をはたしていると思います。」（阿部さん）

阿部さんは現在、学校や社会福祉施設などに出向いて、現場の職員とカンファレンスを持っている。患者が社会に戻った後、いろいろな問題が起こるため、現場での支援体制を整えてほしいという要望が多く、阿部さん自身も、彼らを日々支援してくれる人たちの支援構造を作る必要性を感じているからだ。

「センターの中は、セーフティーネットが張られています。みんなが利用者に応じた対応をしてくれるからうまくいきます。でも、社会に出るとそうはいきません。失敗すると考えておいた方がいい。でも、失敗したら次の支援を考える。失敗から学びながら、落ち着きどころのいい生活を探していけばいいと思っています。」（阿部さん）

学校などの現場に出向いているのは、第4章で述べる「高次脳機能障害支援モデル事業」のモデルケースとしての取り組みである。国からモデル事業の予算がついたため、心理士をもう一人増やしてもらえ、三名になったから可能になったことだそうだ。

当事者団体と連動して高次脳機能障害者と家族を総合的に支援する名古屋リハセンターの実践は、一つの方法にすぎないかもしれないが、参考にすべきことがおおいにありそうだ。

四、当事者を認めることが出発点
―やまぐちクリニック―

一月三一日、木曜日。午前一〇時前になると、やまぐちクリニックに、一人、また一人と患者が集まってきた。片足をやや引きずりながら一人で来ている青年もいれば、家族がいっしょにきている車イスの人もいる。「若者と家族の会」のメンバーの顔もみられた。この日は三青園の三階にあるリハビリテーション室で、高次脳機能障害のリハビリテーションが行われるのだ。

十数名の参加者は、ほとんどが二十代の若者である。輪になっていすに座り、「一週間の報告」から始まった。普段は作業療法士がリハビリテーションを行っているが、取材当日は休みだったため、やまぐちクリニックのスタッフが担当することになった。

なごやかな雰囲気のリハビリテーション

「今日は何月何日でしょうか?」

スタッフの質問に何人かの手が挙がり、一人が指名された。

「一月三一日です。」

「そうです、一月三一日ですね。」とスタッフは答えながら、ホワイトボードに日付を書く。

それから順番に一週間にあったでき事を発表していく。

——まずAさんから。Aさん、どんなことがありましたか?

Aさん「久しぶりに、以前住んでいた○○市に行って来たんですけど、すごく変わってたのでびっくりしました。」

——どんなふうに変わってたんですか?

Aさん「今までなかったような店がいっぱいできてたんです。」

──そうですか、発展してたんですね。じゃあ、お隣のＢさんはどうですか？

Ｂさん「とくに発表することは……」

──ポケットにネタを仕込んであるんじゃないですか？

Ｂさん「ああ……、何で知ってるの（笑）。（メモをみながら）月へんに出ると書いて、なんと読むでしょうか？」

──難しいですね。誰か、わかる人はいますか？

「ええ〜、月へんに出る……？　なんて読むんやろ……」

「難しいなあ……。わからんなあ……。」

──Ｂさん、ヒントは？

Ｂさん「ひらがなで四文字です。」

「ええ〜、ひらがな四文字？　なんやろう……」

──わかりませんね。Ｆさんと Ｇさん、この辞書で調べておいてくれませんか。──じゃあ、Ｂさんのお隣の Ｃさんの番です。Ｃさんはこの一週間どうでしたか？

Ｃさん「携帯電話の悪徳商法にひっかかって……。メールが来たからそこに電話したら、七万五〇〇〇円も請求されたんですよ。これでまた鬱になると不安やったけど、弁護士さんに相談したら、払わなくていい、と言われてホッとしました。」

「最近そんなんが多いみたいやから、気いつけたほうがいいよ。ぼくのところにも、知らんとこからメールがくるけど、無視することにしてるもん。」

Cさん「いや〜、ほんとにびっくりしたわ。」


午前中は、このように一週間にあったでき事などを一人ずつ発表していき、それについてみんなで会話を交わした。

昼食は、テーブルを囲んでお弁当をいっしょに食べる。その日の当番がお茶を用意し、食べ終わったら、誰とはなしにみんなが片づけている。

午後のプログラムは、ジャンケン・オセロゲームだ。トーナメント方式でチャンピオンを決める。入院中にオセロゲームをすることが多かったのか、なぜかオセロゲームが得意な参加者が多く、準備をしているときから、「おお！　オセロか。ぼく得意やで」、「オセロの〇〇と言われるぐらい、オセロゲームは強いねん」などと口々に豪語している。

ところが、ジャンケン・オセロゲームは、ジャンケンで勝たないと打つことができないルール。得意としている参加者も、「ああ、負けた」、「ああ、また負けた」とジャンケンに負け続け、本領を発揮できないようすである。

リハビリテーションは午後三時ごろに終了。コーヒーや紅茶とおやつを食べながら雑談して一息つき、解散となる。

つき添ってきた家族は見学したり、四階の「若者と家族の会」の事務所で情報交換などを行い、家族のいこいの場にもなっている。

リハビリテーションを行っている間に、一階で山口医師の診察を受ける参加者もいる。

人間不信に陥り、表情が暗い当事者

やまぐちクリニックでは、月・火・木曜日にリハビリテーションを行っており、私は一通り参加した。そこで印象的だったのは、雰囲気が非常に和やかなことと、当事者の表情が明るいことだ。

感情のコントロールができないと聞いていた青年もここではにこやかで、車イスの参加者をトイレへ連れていったり、食事の後、隣の人の湯飲みをいっしょに片づけたりもしている。ほかの施設のリハビリテーションはいやがるのに、やまぐちクリニックのリハビリテーションはいやがらずに行く、という話を何人かの家族から聞いていたが、「なるほど」

と実感することができた。

当事者がいやがらずに参加するのは、参加者が同年代であることや顔なじみであることも関係しているが、同クリニックが当事者と家族の立場に立つことを大前提にしているからではないだろうか。

山口研一郎医師はこう語る。

「本人を認めることが出発点だと思っています。最初ここに来たときは、どの当事者も非常に表情が暗く、私の顔を見て話をしません。人間不信がありありと見て取れます。医療機関では『もうやることがない』と言われ、福祉サービスの窓口では、『福祉の対象にならない』と言われる。どこへ行っても一人の人間として扱ってもらえない。記憶障害があっても、つごうの悪いことだけ忘れてるんじゃないかと言われることがあったり、親にもわかってもらえないところがある。本当の自分を見てもらえない悔しさがあるんだと思います。ですから、本人の立場になって理解していくことが一番大切だと思っています。」

山口医師が高次脳機能障害のリハビリテーションを始めた経緯からも、当事者と家族の立場に立った支援を考えていることがうかがえる。

「はじめに」でもふれたように、山口医師は「若者と家族の会」の生みの親である。「若者と家族の会」の設立後、高次脳機能障害を持つ若者の行き場がないことを知り、一九九九年七月、当時院長を務めていた上島内科医院分院のデイケアセンター「ゆかりの家」を利用して、高次脳機能障害のリハビリテーションを始めたのだ。

「ゆかりの家」は老人のデイケアセンターで、木曜日が休みだった。そこで山口医師が、「木曜日に高次脳機能障害のリハビリテーションをできないだろうか」とスタッフに相談すると、その日は休みにもかかわらず、快くボランティアで手伝ってくれたという。

当初の目的は、「ゆかりの家」で一日を過ごして生活にメリハリをつけることと、家族が情報交換をすることだった。しかしその後、「ゆかりの家」の作業療法士が、偶然にも以前高次脳機能障害に取り組んでいた経験があったため、作業療法を通して本人の技能を高めることができないか、と考えるようになったのだ。

「ゆかりの家」での大きな収穫は「コミュニケーションを取れる場になったことだ」と山口医師は言う。

「地域の人もボランティアで来てくれるようになり、とてもなごやかな雰囲気になりました。スタッフやボランティアの方も木曜日に来るのが楽しみになったんです。また、地域のボランティアは本人のお母さんたちと同じ年代なんですけど、当事者は親に言われると反発することでも、この人たちの話は素直に聞いていましたね。それがとてもよい係わりだったと思います。」

やまぐちクリニックの「なごやかな雰囲気」は、「ゆかりの家」からが引き継がれているようだ。

ほかの機関と連携を取る「関西連絡会」を

やまぐちクリニックでは、曜日によってリハビリテーションの対象者と目標・内容が異なっている。

月曜日と木曜日は、認知障害や行動障害などがある人を対象とし、リハビリテーションを実施するのは作業療法士だ。月曜日はより高度な自己表現、円滑な対人関係、就労を、木曜日は生活の活性化と情緒の安定化を目標にしている。火曜日は失語症、失行症などの障害がある人を対象とし、言語聴覚士が言語機能の回復や生活の活性化を目標にリハビリテーションを行っている。

このように曜日によって目標が異なるが、共通していることは、生活のリズムを整えることと、人とコミュニケーションを図ることだ。先述の「一週間の報告」や「ジャンケン・オセロゲーム」もコミュニケーションを図ることが目的の一つだろう。さらに、自分の障害の内容と程度を自覚する訓練も始めた。障害を自己認識できれば、改善しようと努力し、代替手段も考えるようになるからだ。現在は、当事者が役割を持てるように、自分たちでレクレーションを計画している。これまではスタッフがレクレーションを準備していたが、何をするか話し合い、準備も本人たちがするのだ。

リハビリテーションは作業療法士と言語聴覚士のほかに、専門職以外のスタッフ一～二名が加わってサポートしている。そのことと公的機関ではないことから、自由な発想でプログラムを組めることも、同クリニックの特徴の一つだろう。

リハビリテーションの参加者は、のべ五〇人。居住地は京都、大阪、兵庫、奈良など関西全域におよび、中にはほかの病院や障害者職業センターなどの支援を同時に受けている人もいる。山口医師は、このような他機関と手紙でのやり取りはしているものの、「本当の意味での連携はできていない」と言う。

「アドバイスの内容が違っていると患者さんは混乱してしまいますから、月に一回は顔を会わせてカンファレンスを持つ必要があるでしょう。いずれは、関西全体の連絡会を作りたいと思っています。」

連携という観点から、精神科との係わりについて山口医師の意見を聞いてみると、少々厳しい返事が返ってきた。

「精神科に入院したり外来に通っている人は多いですよ。しかし、抗不安剤や抗うつ剤など薬物療法が主体になっており、よけいに問題が複雑化している。患者さんの中だけで問題を解決しようとせず、精神症状が現れている原因を探り、社会と接点を持てるような係わりをしていかなければいけません。精神症状が現れたからといって、精神科的な係わりだけで解決しようとしても不可能です。」

何度も繰り返すが、家族がもっとも苦慮している症状の一つは、感情のコントロールができないなどの精神症状だ。それが社会復帰を阻む原因にもなる。精神症状にどうアプローチしていくかは、大きな課題の一つだろう。

関西には基幹となる施設がないだけに、さまざまな施設が連携を取りながら高次脳機能障害の治療に取り組む「関西連絡会」の発足に期待したい。

五、就労へ向けた支援

自分の力で仕事を手に入れた当事者……糸山真《まこと》さんの場合

糸山真《まこと》さん（現在二六歳）は、ベージュのチノパンツにグリーンのジャンパー姿で待ち合わせの場所に現れた。背の高い、なかなかの好青年である。彼に取材を申し込んだのは、自分で仕事を探し、働き始めて一年になると聞いたからだ。

糸山さんは一八歳のときに交通事故に遭い、手足の麻痺と言語障害、記憶障害が残っている。足の麻痺は歩行には問題ないが、右足を少し引きずり、走ることができない。左右の手はコップを持つと震え、文字をきれいに書くことが困難だ。言語障害は、口や舌などの麻痺によって、言葉がうまく発生できない構音障害だ。言葉の発生に時間がかかり、やや聞き取りにくい、という程度である。記憶障害は、昔のことを思い出せない逆向（行）性健忘症と、新しいことを覚えられない前向（行）性健忘症の両方があり、取材の日時と場所は、忘れないようにすぐにカレンダーに書き込んだそうだ。

いくつかの病院でリハビリテーションを受けた後、糸山さんは障害者職業能力開発校に一年通った。そして仕事を捜し始めたのだ。

「卒業後、家でブラブラするのはいややから、仕事を捜さな、と思ったんです。『自立心があって偉いなあ』と言ってくれる人もいますが、当たり前のことです。親は先に死んでいきます。その後は一人で生きていかなあかんのやから、ほかの子も、もっと自立のことを考えた方がいいと思います。ぼくは障害が軽いから働けるだけで、障害が重くて働けない人もいることはわかってますけど。」

新聞の求人欄やハローワークで仕事を捜し、できそうな職種が見つかると面接に出向いた。ところが、行く先々で落とされる。今の職場も、面接に行ったものの実は一回断られている。「また、オレはあかんのか」と糸山さんは落ち込んだが、次の行動に出た。「自分の何が悪いのか、わからないことは聞こう」と思い立ち、面接をしてくれた店長にもう一度会いに行ったのだ。

「今後のために、ぼくのどこが悪かったんか教えてください。」

糸山さんのストレートな質問に、「君はやる気があるなあ」と店長は感心し、上層部と交渉して障害者枠で雇ってくれた。

今までも「やる気」はあったのだが、それが面接官には伝わっていなかったようだ。糸山さんが自分の力で手に入れた仕事は、アパレル関係の商品管理だ。身分は準社員で、社会保障も整備されている。袋から商品を取り出したり、商品が入っている段ボール箱を大きさごとに並べるのが主な仕事である。記憶障害があるため、仕事の手順を紙に書いてもらっていると言う。

学生の時に交通事故に遭い、それから治療とリハビリテーションを続けていたため、糸山さんにとってはこれが初めての仕事だ。当初は緊張し、人間関係で疲れた。年下でも立場が上の人もおり、そんな人とのつき合い方がわからず何度も頭を打った。障害があることを知った上での雇用だが、同僚の中には非協力的な人やバカにする人もおり、糸山さんは悔しい思いをしている。

「言語障害があるから頭が悪いと思われたり、健常者の下に障害者がいると考えてる人もいます。『言語障害があっても考えることはできるんや！　バカみたいにみるな！』と言いたいですよ。」

それでも一年間、休まずに仕事に通っている。両親と三人の生活から、「早く独立したい」、「彼女もほしい」と考えているからだ。ところがこの不況で仕事が減り、週に五日の勤務が三日になった。糸山さんは将来に不安を感じ、「安定した仕事に就きたい」と話している。

障害者の雇用義務などを定める法律

就労だけが社会復帰への道ではないものの、高次脳機能障害者の中には、一般企業に就職して賃金を得ることを最終目標にしている人が多いのではないだろうか。就労するには、糸山さんのように、まず本人が「働こう」という意欲を持つことが重要だが、さまざまな支援も欠かせない。

わが国では、障害者の職業の安定を図るために、「障害者の雇用の促進等に関する法律」が制定されている。この法律は、次の三つが柱になっており、就労のための支援制度と言えるだろう。

一つは、障害者の雇用義務である。事業所は、従業員の一・八%の障害者を雇用する義務がある。

二つ目は、納付金制度だ。雇用率を達成していない常用雇用労働者三〇一人以上の事業主は、一人につき月額五万円を納付しなければならない。一方、雇用率以上の障害者を雇用している事業所には、一人につき月額二万五〇〇〇円が調整金として給付される。また、常用雇用労働者三〇〇人以下の事業主で、一定の率を超えて障害者を雇用している場合には、一定の率を超えて雇用している障害者一人につき月額一万七〇〇〇円の報奨金が支給される。障害者を雇用する事業主に対する各種助成金の支給も、納付金制度の中で行われている。

雇用率を達成していなくても罰則はないが、このようにして障害者の雇用を促進しているのだ。ちなみに、一般民間企業の二〇〇一年度の障害者雇用率は、一・四九％である。

三つ目は、障害者に対する職業リハビリテーションの推進だ。

障害者の雇用義務と納付金制度は、身体障害者と知的障害者にのみ適用されるが（ただし、納付金制度の助成金の支給については、精神障害者も対象となる）、職業リハビリテーションの推進はすべての障害者が対象になる。

では、高次脳機能障害者はどのような施設で、どのような職業リハビリテーションを受けることができるのだろうか。

職業リハビリテーションを行っている施設には、前述の「障害者の雇用の促進等に関する法律」に基づいて運営されている障害者職業センター、障害者雇用支援センター、障害者就業・生活支援センターのほか、障害者職業能力開発校（障害者職業訓練校）、地域のリハビリテーションの拠点となる総合リハビリテーションセンターなどがある。

しかし、高次脳機能障害者に対する職業リハビリテーションに積極的に取り組んでいる施設はまだ少なく、身体障害者手帳の取得が必要になる施設もある。

継続してサービスを提供する名古屋リハセンター

先述の名古屋市総合リハビリテーションセンター（以下、名古屋リハセンターに略）は、高次脳機能障害者の職業リハビリテーションに取り組んでいる数少ない施設の一つである。

同センターで職業リハビリテーションを行っている職能開発課は、重度身体障害者更生援護施設の通所部門（定員二〇名）であるため、利用するには身体障害者手帳の取得が必要だ。しかし、名古屋市単独の財源によって、身体障害者手帳を持っていない高次脳機能障害者の通所枠が一〇名ある。総合リハビリテーションセンターの大部分は、併設している重度身体障害者更生援護施設で職業リハビリテーションを行っているため、身体障害者手帳を取得していない高次脳機能障害者はまず利用できない。しかし、手帳を所持していなくても、当然必要な支援である。

さて、名古屋リハセンターは、どのような職業リハビリテーションを行っているのだろうか。同センターで職能指導員として職業相談、職業準備訓練の指導、就職活動の援助などに携わってきた加藤朗さんが、二〇〇一年八月一日に大阪で開催された公開セミナー「高次脳機能障害の社会的支援」の中で、基調講演をされた。その講演内容と、『脳外傷者の社会生活を支援するリハビリテーション』（中央法規）「第六章、就労支援の実際」を基に、就労支援の流れと特徴をまとめてみた。

当事者が障害を十分に認識していない状態で就職すると、職場で問題が起きても自力で解決することができず、解雇されたり自ら離職するケースが多い。そのため職能開発課では、

●自分の障害を具体的に理解させること、
●職場で起きそうな事柄を予測することと、
●その問題への対処法を身につけること、

の三つに重点をおき、以下のステップを踏みながら支援を進めている。

まず職業相談を実施し、そこで働く意識があることと、障害の認識がぼんやりでもあることを確認できれば、次の職業評価の段階に進む。

職業評価には、「労働省編　一般職業適性検査」や具体的な作業場面を検査室に再現して行う「日本版　マイクロタワー法」を用いている。前者は標準値を示してあるので、自分の成績と比較し、現実を認識させることができる。後者は、実際の仕事の場面で起こる問題をイメージしやすい。このような評価検査を通して障害の認識を進め、問題点がある程度明確になってきた段階で、次の職業準備訓練に移行する。

職業準備訓練は、職業生活をシュミレーションするために「模擬職場」を設定して行われる。これが名古屋リハセンターの職業リハビリテーションの大きな特徴である。模擬職場での訓練は、タイムカードを押すことから始まる。そして朝礼に参加し、一日の仕事の指示を受けて軽作業や事務の業務に就く。職場の人間関係を学ぶために、上司、部下、同僚も設定している。

職業準備訓練の目標は、

●自分の職業上の障害を認識する、

●その障害を補う補償行動を身につける、

●自分に合った職業スタイルを確立する、

ことである。職業上の障害は、模擬職場で仕事を進める上で支障となるような問題が生じた場合に、そのつどリアルフィードバックさせることで実感できるようになってくる。

障害を補ったり問題に対処する補償行動には、たとえば次のようなものがある。組立作業の手順が、口頭の指示だけでは覚えられない人には、作業の手順をわかりやすく図で示したカードを用意する。それでも図と実際の作業の対応がうまくできない人には、図で示したカードと各段階で使う部品の現物をセットにする。このようなものを横に置いてみながら作業をすることを習慣づけていくのだ。また、ワープロのキー操作を覚えられない人にはメモを取るように促すが、適切なメモにならなかったり、メモを見ようとしないことがあり、同じ質問を繰り返す。そこで、見えるところに質問シートをおき、「質問があればここに書きなさい」と指示する。簡単な質問と回答だが、これで質問回数が激減した。代償手段を使って一つの作業ができるようになると、外的ツールを活用する意義がわかり、次の補償行動の確立へもつながる。

模擬職場には自ずと限界があるため、現場で体験することを予測することが難しい人などの場合は、職場で実習を実施している。

作業訓練とは別に、「グループガイダンス」というプログラムも実施している。これは、当事者三〜七名と指導員一名のグループで、自己紹介、就職面接の練習などを素材にしてディスカッションをするプログラムだ。社会に適応していく対処法を学ぶことが目的で、ほかの人の行動を見て自分を振り返ったり、お互いに支え合い、成長することができる。

いよいよ求職活動に移行すると、ハローワークでの求職登録から会社捜し、電話連絡のしかたなどを説明し、求職活動がうまくいくように援助。職場に本人の障害の状況を伝え、就職が決まれば、職場に指導の担当者を配置してもらい、働きやすい環境を作る。

名古屋リハセンターを退所して就職した後も、指導の担当者や本人からの相談に応じ、支援を継続している。

名古屋リハセンターの職能開発課のように、職業相談からフォローアップまで継続してサービスを提供している施設が地域ごとにあれば理想的である。しかし、ほとんどの地域ではそのような総合拠点となる施設がなく、当事者は、地域に点在するさまざまな就労支援機関を転々としているのが現状だ。

新しい取り組みを開始した障害者職業センター

地域の中で、障害者の就労支援の窓口になるのはハローワークである。ハローワークには障害者の専門窓口があり、登録制をとっている。求職を申し込むと、登録票に障害の状況、技能、知識、身体能力、希望職種などが記載され、継続的な支援を行うために保管される。次に、登録票を基に職業相談が行われ、職業相談や職業紹介が行われる。

そのほかの就労支援機関には、障害者職業センターと障害者職業能力開発校（障害者職業訓練施設）がある。前者には、障害者職業総合センター（千葉県）、広域障害者職業センター（埼玉県、岡山県、福岡県）、地域障害者職業センター（各都道府県に一ヵ所、北海道、東京都、愛知県、大阪府、福岡県には支所も一ヵ所設置）の三つがあり、地域障害者職業センターが、ハローワークと連携を取りながら、すべての障害者を対象に就職前の相談から就職後のフォローアップまで、一連の職業リハビリテーションサービスを提供している。

障害者職業能力開発校は、全国に三三校ある。ここでは、入校した障害者を対象に、技能や知識の習得を目的に各種訓練を行っており、訓練生以外の人たちを対象とした相談業務を日常的に行っているわけではない。また、身体障害者と知的障害者のみを対象にしているので、身体障害者手帳を取得していない高次脳機能障害者は利用することができない。

このような施設の特徴をみると、地域障害者職業センターに期待したいところだ。しかし大阪障害者職業センター・主任カウンセラーの相澤欽一さんは「就労支援はここだけでは完結できません。ハローワークを始め、各関係機関、とくに医療機関との連携が必要です」と言う。

就労支援を行う場合には、まず当事者の障害状況を適切に把握することが大切になる。地域障害者職業センターの場合、高次脳機能障害のみを専門的に対象としているわけではないので、専門機関、とくに当事者の障害状況を把握している医療機関からの情報提供が重要になってくる。また、支援内容も同センターだけで考えるのではなく、ハローワークや医療機関のスタッフと連携を図りながら、よりよい支援内容を検討することが望ましい。

相澤さんは、「これまでは十分な連携をとれない医療機関も一部ありましたが、センターとしては必要に応じて、医療機関ともカンファレンスを行うなど、連携を図りながら就労支援を進めていきたいと思っています。」と意欲を示している。医療機関側は、この姿勢に応えられるだろうか。

「連携」という課題は残るものの、障害者職業センターは、職業リハビリテーションの新たな取り組みを始めた。

一つは、一九九九年度から導入された「高次脳機能障害者に対する職場復帰支援プログラム」である。これは、在職中に高次脳機能障害者となり、復職のために支援を必要としている人を対象に、障害者職業総合センターで行われている一六週間の支援プログラムだ。地域障害者職業センターで相談を受けつけた後、障害者職業総合センターに支援プログラムの申請を行う。

支援は、事業所と本人の双方に行われる。事業所に対しては、障害の状況説明、職務内容の検討、働きやすい環境整備のための助言などだ。本人には、作業能力の把握、模擬的な職務を用いた指導、職場に適応するための指導などが行われる。

プログラム終了後は、地域障害者職業センターでフォローアップすることになっている。

もう一つは、「職場適応援助者（ジョブコーチ）による人的支援事業」だ。ジョブコーチとは、職場に出向いて障害者を援助をする就労の支援者である。ジョブコーチは職場で集中的に支援した後も、職場訪問や電話連絡などで、継続して就労を支援する役割を持っている。

ジョブコーチによる人的支援事業は、ジョブコーチ支援によって、就労が困難だった障害者を就労につなげることが目的だ。二〇〇〇年度から二年間、一部の地域障害者職業センターでジョブコーチ支援が試行事業として実施され、二〇〇二年度からすべての地域障害者職業センターで本格的に開始された。ちなみに大阪障害者職業センターには七名、支所には三名のジョブコーチが配置され、実際に派遣が始まっている。

ジョブコーチ支援の対象になるのは、すべての障害者で、就職前後も問われない。実施期間は一ヵ月から七ヵ月。本人、事業所、家族に対して支援が行われる。支援内容は、本人へはコミュニケーション、基本的労働習慣、職務遂行、通勤など。事業所には、障害に係わる知識、職務設計、作業指導など。家族へは、障害に係わる知識、家庭での支援体制、事業所との連絡などである。

二つの新しい取り組みは、まだ始まったばかりであり、「高次脳機能障害者に対する職場復帰支援プログラム」は障害者職業総合センターで実施されていることと在職中の人が対象になるため、高次脳機能障害者の誰もが利用できるわけではない。しかし、職場への支援も含んだこれらの新しい事業によって、就労への道が開ける当事者もいるのではないだろうか。

第4章

制度の現状と今後

一、必要な福祉サービスを利用できない

高次脳機能障害の取材を進めていくと、当事者と家族が抱えている問題が徐々に浮き彫りになってきた。

大きな問題の一つは、これまで見てきたように、医療関係者にさえ高次脳機能障害の知識が広がっていないことと、認知障害、行動・情緒障害に対するリハビリテーションが確立されていないことだ。

そしてもう一つ、高次脳機能障害によって日常生活に困難が生じているにもかかわらず、必要な社会福祉サービスを利用できない、という大きな問題もある。

障害の種類、ランクによってふるい分けられる障害者

日本では、「障害者基本法」という法律の中で、障害者を次のように定義している。

「障害者とは、身体障害、知的障害又は精神障害があるため、長期にわたり日常生活又は社会生活に相当な制限を受ける者をいう」

つまり障害を、身体障害、知的障害、精神障害の三つに区分しているのだ。福祉サービスも、身体障害者福祉法、知的障害者福祉法、精神保健福祉法（精神保健及び精神障害者福祉に関する法律）ごとに制定されており、利用するには身体障害者手帳、知的障害者手帳（療育手帳など、都道府県によって名称が異なる）、精神障害者保健福祉手帳の取得が前提となっているものがほとんどである。さらに、それぞれ障害の程度によってランク分けされており、軽度であれば、障害者手帳を所持していても利用できない福祉サービスもある。

各障害者福祉法と各障害者手帳について、詳しくみてみよう。

①身体障害者福祉法・身体障害者手帳

身体障害者福祉法では、身体障害者を次のように定義している。①視覚障害、②聴覚又は平衡機能の障害、③音声機能・言語機能又はそしゃく機能の障害、④肢体不自由、⑤内部障害（心臓・腎臓・呼吸器・膀胱・小腸・ヒト免疫不全ウイルスによる免疫機能障害）の障害がある一八歳以上の者で、身体障害者手帳の交付を受けた者。

視覚障害などの障害の種別ごとに、障害が重い順に一級～七級に分類され、身体障害者手帳が交付されるのは六級までだ。身体障害者手帳の申請窓口は市町村で、都道府県知事の指定を受けた医師に記載してもらった診断書などを提出し、判定を受けることになる。なお、身体障害者手帳は一八歳以下の者にも交付される。

②知的障害者福祉法・知的障害者手帳

知的障害者福祉法では、障害の定義が明示されていないが、発達段階（おおよそ一八歳未満）における知的な障害を指しており、一八歳以上の知的障害者が対象になる。

知的障害者手帳に関しても、国が定めた障害程度の分類基準がなく、都道府県（制令指定都市）が基準を設けている。ちなみに要綱では、重度（Aと表示）とその他（Bと表示）にわかれ、重度は、「知能指数が三五以下で日常生活に介助を要するか問題行動により監護が必要な者」、あるいは「知能指数が五〇以下で盲・聾唖・肢体不自由などを合併している者」とされている。

知的障害者手帳は市町村に相談の上で、一八歳以上は知的障害者更生相談所で判定を受ける。一八歳未満は後述する児童福祉法の対象になり、児童相談所で判定を受ける。

③精神保健福祉法（精神保健及び精神障害者福祉に関する法律）・精神障害者保健福祉手帳

精神保健福祉法では、精神障害者を「精神分裂病、中毒性精神病、知的障害、精神病質、その他の精神疾患を有する者」と定義している。

精神障害者手帳は、障害程度の重い順に一級、二級、三級の等級にわかれ、その基準は障害基礎年金・障害厚生年金の基準と同じ程度だ。そのため、精神障害によって障害基礎年金・障害厚生年金をすでに受給している者は、年金証書を保健所などに提示すると手帳の交付を受けることができる。それ以外の者は、初診日から六ヵ月以上経過してから、所定の医師の診断書を提出することになる。

④児童福祉法

児童福祉法では、身体に障害のある児童、知的障害の児童、疾病により長期に療養を必要とする児童を障害児としている。対象になる年齢は一八歳未満で、それ以降は各障害者福祉法の対象になる。

高次脳機能障害は精神保健福祉法の対象に

以上のように、障害は障害の種類、障害の程度、年齢によってふるい分けられることになる。では、高次脳機能障害はどれにあてはまるのだろうか。「高次脳機能障害」という言葉は使われていないが、「その他の精神疾患」の中の器質性精神障害（脳の損傷を原因とした精神障害）と位置づけられ、精神保健福祉法の対象になるのだ。

高次脳機能障害者は事故によって障害を負うことが多い。救急医療から身体的リハビリテーション、社会参加や就労に向けた援助は身体障害者とよく似た経過を辿り、身体障害者のサービスを必要とすることが多い。第3章で触れた重度身体障害者更生援護施設でのリハビリテーションは、その最たるものだろう。ほかにも、身体障害者を対象にしているガイドヘルパーやホームヘルパーの派遣、ショートステイ、デイサービス、グループホームなどのサービスも、高次脳機能障害者には必要なことが多い。ところが、身体障害が残っていなければ精神障害者保健福祉手帳しか取得できず、これらのサービスを利用することができないという現実がある。

高次脳機能障害は多様な症状が出現し、精神症状などの場合は、精神医療や精神保健福祉分野の援助が必要なこともある。問題は、障害と福祉サービスを種類によって区分けしていることだ。身体障害と高次脳機能障害の両方が残っていれば、仮にそれぞれの障害が軽くても生活上の困難は大きい。しかし両方の障害を合わせて判定されることもない。障害の種別を取り払い、必要なサービスを提供する制度を整備する必要があるだろう。

ただ、現時点では、精神障害者保健福祉手帳だけでも取得しておいた方が得策だ。当事者や家族の中には、身体障害者を対象にした福祉サービスに比べると整備が遅れており、高次脳機能障害者には利用価値が少ないから、という理由で取得に消極的な人が少なくない。確かに精神障害者を対象にしたサービスは整備が遅れているが、少ないながら、所得税・住民税などの優遇措置、公営住宅への優先入居などがあり、二〇〇二年度からはホームヘルパーの派遣も始まった。わずかであっても、利用できるサービスはフルに活用すべきだろう。

二、経済的な保障はどうなっているのか

医師の診断書がポイントになる「障害年金」

高次脳機能障害者と家族の生活支援には、経済的な援助も欠かすことができない。当事者が一家の大黒柱で、就労が困難になれば、たちまち家計は行き詰まってしまう。若者であれば、親なき後の生活が不安である。どちらにしても医療費や介護費用がかかり、経済的に大きな負担を強いられることになる。

経済的な援助には、大きく分けると、市町村が障害者に給付する「手当金」と年金制度による「障害年金」がある。

手当金は「特別障害者手当」などの名称で、身体障害者、知的障害者、精神障害者に給付される。ただし、いずれも重度の障害が対象となり、当事者などの所得（障害年金を含む）が一定額以上ある場合は支給制限がある。そのため、ごくかぎられた障害者にしか給付されないのが現状だ。

障害年金は、加入している公的年金によって「障害基礎年金」、「障害厚生年金」、「障害共済年金」にわかれ、いずれも高次脳機能障害は給付の対象になる。

ただし、障害年金を受給するには、①受傷・発症時に年金に加入していること（二〇歳未満はのぞく）、②保険料納付済み期間が三分の二以上あること（二〇〇六年四月一日までは、直近の一年間に滞納がなければ可）、③障害認定日に障害の程度が障害年金の基準に該当していること、の三つの条件をクリアしていなければいけない。

障害の程度は、障害基礎年金は一級と二級、障害厚生年金・障害共済年金は一級、二級、三級、手当金にわかれる。一級は、日常生活に著しい制限を受けており、常時援助を必要とする程度。二級は、日常生活に著しい制限を受けており、時に応じて援助が必要な程度。三級は、日常生活または社会生活に一定の制限を受ける程度、である。

障害年金に関する問題の一つは、高次脳機能障害の状態が適切に判定されているか、ということだ。

高次脳機能障害は障害年金でも精神障害と位置づけられ、申請する際には医師（脳外科医やリハビリテーション科医でも可）の診断書を提出しなければいけない。ポイントは、診断書を書く医師が、高次脳機能障害を理解しているかどうか、である。高次脳機能障害はわかりにくい障害であり、十分な知識を持っていない医師も少なくない。そのような医師は、適切な診断書を記載することができず、障害年金の基準に該当しないと判定されることもある。かかりつけ医に高次脳機能障害の知識がなければ、気を遣わずにほかの医師を受診する必要があるだろう。

もうひとつ知っておくべきことは、障害者福祉手帳と異なり、障害年金は障害を合併認定していることである。たとえば身体障害と高次脳機能障害があれば、両方の障害を合わせて基準に該当するかどうか判定するのだ。身体障害だけでは障害の程度が軽くて基準に該当しなかったが、高次脳機能障害を合わせると二級の障害年金を受給できた当事者もいる。

無年金障害者の救済を

障害年金に関するもう一つの問題は、受傷・発症時に公的年金に未加入だったため、障害年金が給付されない無年金障害者がいることだ。

受傷・発症時に公的年金に加入していることが給付条件の一つになっているが、二〇歳未満であれば、未加入でも二〇歳になった時点で障害基礎年金の申請を行えば受給できる。ところが、二〇歳以上の場合、年金に加入していなければ一円も給付されないのだ。

国民年金制度は一九六一年にスタートし、一九八六年に二〇歳以上の強制加入を義務づけたが、学生は一九九一年四月まで任意加入で、強制加入になったのはそれ以降だ。

無年金障害者は、①障害を負った当時、任意加入だったため未加入だった主婦や学生、②国籍要件のため加入できなかった在日外国人、③強制加入の対象だが、未加入か保険料を納めていなかった人、に大別でき、合わせて約一〇万人いると推定されている。

いずれもなんらかの救済が必要だが、とくに任意加入時代に障害を負った学生に一円も給付されないのは納得しがたい。任意加入とは、「加入してもしなくてもどちらでもいい」という意味だ。学生は収入がないため、任意加入時代の加入率は約一％にしかすぎなかったのだ。

無年金障害者の問題は高次脳機能障害にかぎらず、当事者団体が救済を求める運動をねばり強く続けてきた。その成果があったのか、二〇〇二年七月二七日、坂口力厚生労働大臣は、無年金障害者の内、任意加入時代に障害を負った学生にかぎり、特例として障害基礎年金の半額程度を一般財源から支給する「坂口私案」を公表した。「半額程度」とは言え、これが実現すれば大きな前進になる。「坂口私案」を実現するには、年間数百億円の財源を確保する必要があるため困難が予想されるが、なんとか救済の道を切り開いてもらいたいものである。

自動車保険について

高次脳機能障害の原因では、交通事故のしめる比率が非常に高い。交通事故の経済的補償としては、自動車保険による補償と、民事訴訟裁判による損害賠償がある。

自動車保険には、自賠責保険と、任意保険がある。

自賠責保険は強制加入であり、被災者救済的な要素がある。その損害賠償額の上限は、医療費一二〇万円、後遺障害三〇〇〇万円（「神経系統の機能または精神の障害」については二〇〇二年四月以降の事故の場合、一級が四〇〇〇万円、二級が三〇〇〇万円にひきあげられた）となっている。

その請求手続き、高次脳機能障害の等級表などについては、資料編48ページを参照してほしい。

交通事故の刑事裁判と民事裁判

裁判には、刑事訴訟と民事訴訟の二つがある。

刑事訴訟では、告訴や警察の捜査にもとづき検察官が起訴して裁判で刑罰を決定する。その決定内容が以前は被害者に知らされていなかったが、一九九九年四月からやっと「被害者等通知制度」が実施され、事件の処理結果、公判期日、刑事裁判の結果等が、被害者等に通知されるようになった。

民事訴訟は、被害者が加害者を相手取り、損害賠償請求などの形でおこせる。交通事故の損害賠償請求裁判で、常に争点となるのは、主に次の点であろう。

①慰謝料の算定
②過失割合
③高次脳機能障害の認定を含めた、労働能力喪失割合などの認定
④　③にもとづく逸失利益の算定

⑤中間利息控除の算定
⑥介護費の算定
このうち、重要な要素をしめる③高次脳機能障害の認定については、裁判官はもちろん、弁護士も含めた関係者に高次脳機能障害についての知識がないことが多いので、信頼できる医師の具体的な説得力のある診断書を用意することが重要である。加えて、高次脳機能障害者の症状は日常生活をともにしている家族でなければわからないことが多いので、家族の介護・観察日記などを提出することも非常に大切である。

前記「争点」のポイントなどを資料編51ページに掲載しておいたので、参照されたい。

三、期待に応えることができるか？「高次脳機能障害支援モデル事業」

二〇〇一年度から「高次脳機能障害支援モデル事業」（以下、モデル事業に略）が開始されている。

これは、厚生労働省が実施している三ヵ年計画の事業で、認知障害や行動・情緒障害のある高次脳機能障害者の標準的な「評価基準」と「支援プログラム」を確立することが目的である。

交通事故などで高次脳機能障害者が増えているにもかかわらず、適切な治療や支援が行われていないことから、ようやく国が対策に乗り出したというわけだが、その裏には、当事者団体のねばり強い働きかけがあった。

モデル事業は、国立身体障害者リハビリテーションセンターを中核に、全国一二ヵ所の道府県・制令指定都市で取り組むことになり、それらの地域で拠点病院が指定された。具体的には、一二ヵ所の拠点病院（資料編60頁、資料7参照）で試行的に支援プログラムを実践し、それらのケースを集積して、「評価基準」、「訓練プログラム」、「社会復帰・生活・介護支援プログラム」をまとめていくことになる。当初は、一病院につき一〇ケース程度をあげる予定だったが、二〇〇二年六月の段階で、約一九〇ケースが挙がっている。

大阪府もモデル事業の実施地域に指定され、大阪府立身体障害者センター（以下、身障センターに略）が拠点病院になっている。

身障センターは、附属病院、肢体不自由者更生施設、重度身体障害者更生援護施設、重度身体障害者授産施設からなり、大阪府のリハビリテーションの拠点施設である。だが、大部分の施設がそうであるように、高次脳機能障害のリハビリテーションはまだ十分とは言いがたい。

そもそも身障センターには、現在のリハビリテーション科部長・勝山真介医師が赴任してくる五年前は、リハビリテーション科医が一〜二名しかいなかった。現在は四名に増えたものの、日本リハビリテーション医学会が認定する認定医は勝山医師のみである。さらに大阪府は財政難に喘ぎ、身障センターの存続も危ぶまれている。このような厳しい状況の中、身障センターはいかにモデル事業に取り組んでいるのだろうか。

勝山医師に取材したところ、非常に前向きに取り組んでいる印象を受けた。まず、当事者と家族との懇談会をもったことを高く評価したい。勝山医師は、その理由を次のように話す。

「高次脳機能障害者の支援プログラムを考える場合、生活の視点を外してはいけないと思ったからです。当事者や家族がどんなことで困っているのか、直接話を聞かないことには始まりません。それに関連して、モデル事業に何を期待しているのかも聞きたいと思いました。」

当事者や家族が医師に話を聞いてもらうことは、それ自体が大きな支えになる。勝山医師は、懇談会をもちながらリハビリテーションをすすめていきたいと考えている。当事者団体と施設が結びつけば、名古屋市総合リハビリテーションセンターのように、効果的な実践が積み重ねられるにちがいない。

身障センターでは、相談・診察を受けつけた後、知能検査や神経心理学的検査などの初期評価を行い、ミーティングを開いて訓練・支援プログラムを決定する。そして作業療法などが実施されてからもミーティングを開き、必要に応じてプログラムの変更を行うとともに、障害者職業センターなどの関連機関とカンファレンスを持つ。さらに訓練が終了してからも、定期的にフォローアップをしていく方針だ。

訓練プログラムは、当事者が自分の障害を自認することに重点を置いて作成された。

「高次脳機能障害者は、自己同一性をもう一度構築しなければいけません。そのため、本人が障害を認識し、病前・事故前の自分とはちがうと認められれば訓練は成功だと思います。それが代償手段を獲得したり、どうすれば社会に適応できるかを考えていく基にな

るからです。」（勝山医師）

プログラムの特徴の一つは、心理士によるグループワークと個人カウンセリングだ。心理的アプローチは欠かせないと考え、新たに心理士を一人配置しての実践である。

グループワークは、三名を一グループとし、一つのテーマについて発表したり話し合ったりする。テーマは、「私の長所、短所」「以前の私、現在の私、そのちがい」「障害を受けて変わったこと、変わらないこと」「日々の生活で困るとき、腹の立つとき、混乱するとき、不安なとき。どんなとき、どんなことでそうなるのか。そんなときはどんな行動をとっているか。（自分で認識のない人は、周囲にいる人にたずねてみる）」などだ。このようなグループワークを通して、障害の認識を進めるのだ。

個人カウンセリングは、本人と家族に対して実施される。本人と家族の関係や背景を知ることも大事だと考えているからだ。また、家族へのカウンセリングは、情報提供や心理的援助も目的としている。

プログラムのもう一つの特徴は、作業療法に個人訓練、小グループ活動、集団活動を設け、患者の状態に応じてそれらを併用して実施していることだ。

小グループ活動は二～四名を一グループとし、活動の場を共有しているが、他者との交流の必要のない課題に取り組むグループ（並列集団）と、短時間・短期間で完成できる課題を他者と交流しながら取り組むグループ（課題集団）にわかれる。集団活動は、五～一〇名を一グループとし、集団ゲームや短時間で仕上がる課題を行いながら、集団内での行動パターンや集団への参加技能などをチェックする。

さらに勝山医師は、評価テストを最小限に抑えて生活から障害を評価することと、レクレーションを訓練に取り入れていくことを考え、準備を進めている。

「評価テストをするだけでも一週間近くかかってしまいます。また、テストは本人ができないことを指摘することになり、それがいいのかどうか疑問に思うところもあるからです。訓練にレクレーションを取り入れるのは、既存の訓練では、本人のガードが固くなってしまうからです。レクレーションを楽しみながら、自分の欠落に気づいていけばいいと考えています。」（勝山医師）

レクレーションの内容は、身障センターの地域リハビリテーション相談室のスタッフがスポーツ、音楽、ダンスのグループにわかれて考えている。

このようなプログラムは、身障センターを受診している約三〇名の高次脳機能障害者に実施され、家族と本人の承諾が得られれば、すべての患者をモデル事業のケースとしてあげていく考えだ。

身障センターの訓練プログラムが、どれだけ効果的かは未知数だが、現場の医師やスタッフの積極的な姿勢は頼もしいかぎりである。


さて、モデル事業が始まって一年ちょっとが経過した。モデル事業は、「評価基準」と「支援プログラム」の確立が目的だが、それだけではなく、国の施策に反映させていくための事業でもある。具体的に言えば、高次脳機能障害者にも身体障害者手帳を交付するのか、それとも身体障害者手帳を取得していなくても、身体障害者の福祉サービスを受けられるようにするのか、などの答えを厚生労働省はモデル事業によって出すことになる。厚生労働省は、二〇〇四年度に向けての施策化、予算要求の意向を示しており、そのため来年二〇〇三年二月には中間報告をまとめなければならない。わずか一年半の短い期間で結論を導き出せるのか、と懸念されるが、中間報告でほぼ方向づけがされそうだ。

二〇〇二年六月七日、東京で「地方拠点病院等連絡協議会」が開かれ、それに参加した勝山医師は、会議のようすをこう話す。

「身体障害がない人は、精神障害者保健福祉手帳で対応しようという動きがあります。

それでは何のためのモデル事業なのかわかりません。ほかの病院からもずいぶん反対意見が出ていました。しかし、先に結論ありきで、精神で対応するには何を補填すればいいのか、という方向になっていきそうな気配です。手帳の種類に関係なく、『ニーズはどうなのか』を考えていくべきなんですがね。」

高次脳機能障害者の家族は、もう「待ったなし」の状況に追い込まれ、モデル事業に大きな期待を寄せている。それだけに施策化は急ぐべきだが、高次脳機能障害者の支援につながらない内容では意味がない。家族や現場の医師・スタッフの声をすくいあげていくことに期待したい。

おわりに

せせらぎ出版の代表取締役であり、「頭部外傷や病気による後遺症を持つ若者と家族の会」のメンバーでもある山崎亮一さんから、「高次脳機能障害をテーマにした本を作りたいと思ってるんやけど、書いてみませんか」とお誘いを受け、昨年の年末から、「高次脳機能障害」という難解な障害と格闘してきた。同会は全面的に取材に協力してくれながら、内容にはほとんど口を出さないという筆者には誠にありがたいスタンスで係わってくださった。

私の関心のおもむくままに取材・執筆を進めたため、本書ではリハビリテーションが中心になっている。医療が進歩するにつれ、何らかの障害を抱えながら生きていかざるを得ない人が増えている。それでも「生きていてよかった」と思えるように、これからはもっとリハビリテーションに重点をおくべきではないのか、と考えていたからだ。

医療は確かに進歩している。いずれ脳の神経繊維を成長させる治療薬が開発されたり、神経細胞を移植する治療が実現し、高次脳機能障害の医学的治療が可能となる日が来るかもしれない。しかし、医療はいつの時代にも万能ではあり得ないと思う。かならず死が訪れるように、医療であらゆる障害を克服することはまずできないだろう。

経済効率が最優先される現代社会の中で、高次脳機能障害者が自立して生きていくには多様な支援が必要である。高次脳機能障害が社会的に認知されていない現段階では、支援体制と呼べるほどのものは整備されていないが、厚生労働省による「高次脳機能障害支援モデル事業」が始まり、やや明るい兆しが見え始めた。また、第1章で紹介した今井浩弥さんが、加害者の男性に損害賠償を求めていた裁判では、初めて高次脳機能障害が後遺障害として判決で認められた。これが追い風になり、高次脳機能障害の認知度が高まることに期待したい。

本書を執筆するにあたって、どのような構成や書き方をすれば、一般読者の関心を引くことができ、なおかつ正確に伝わるだろうか、と随分考えた。結局オーソドックスな「直球」しか投げることができなかったが、本書が高次脳機能障害者の理解と支援の一助になれば、これほど嬉しいことはない。

最後に、取材に協力して下さった方々にお礼を申し上げたい。特に当事者と家族の方々には感謝している。自分自身や息子、夫の状態が活字になって世間に知らされることは、身を切られるような思いだろう。それを覚悟の上で取材にご協力いただき、どうもありがとうございました。

二〇〇二年九月

松崎　有子

〈主な参考文献〉

『脳外傷者の社会生活を支援するリハビリテーション』永井肇監修、阿部順子編著（中央法規）
『Q&A　脳外傷　本人と家族のためのガイドブック』日本脳外傷友の会編（明石書店）
『脳の障害と向き合おう　－理解できる高次脳機能障害－』中島恵子著（ゴマブックス）
『図解雑学　脳のしくみ』岩田誠監修（ナツメ社）
『近畿の高次脳機能障害支援最前線　－公開セミナー「高次脳機能障害の社会的支援」報告集－』日本職業リハビリテーション学会近畿ブロック研究会編・発行

知られざる高次脳機能障害　－その理解と支援のために－

2002年10月21日　第1刷発行
2006年6月1日　第2刷発行

定　価　1500円（本体1429円＋消費税）

著　者　松崎有子

編　者　頭部外傷や病気による後遺症を持つ若者と家族の会
NPO法人中途障害者情報センター

発行者　山崎亮一

発行所　せせらぎ出版
〒530-0043　大阪市北区天満2-1-19 高島ビル2階
TEL. 06-6357-6916　FAX. 06-6357-9279
郵便振替　00950-7-319527

印刷・製本所　亜細亜印刷株式会社

 ISBN4-88416-114-9

せせらぎ出版ホームページ　http://www.seseragi-s.com
メール　info@seseragi-s.com

松崎有子（まつざき　ゆうこ）
ノンフィクションライター。医療、福祉、介護の分野を中心に、取材・執筆活動を続ける。
著書に『ホームヘルパー最前線　－年寄りの暮らしと在宅介護－』（現代書館）、共著に『図解　性転換マニュアル』（同文書院）、『病院に殺される！』（宝島社文庫）などがある。

頭部外傷や病気による後遺症を持つ**若者と家族の会**
NPO法人 **中途障害者情報センター**
〒631-0033 奈良市あやめ池南1-1-14 三青園４階
TEL/FAX（0742）51-7080
（土曜日午後２～５時に電話相談。それ以外はFAXのみ）
http://www.prudentia.net/wakamono/

資 料 編

●資料1　制度活用のポイント（生方克之）

※この項は、神奈川リハビリテーション病院ソーシャルワーカー・生方克之氏が『高次脳機能障害セミナー 2002年版』に載せられた原稿で、本書への転載を快諾いただいたものです。生方克之氏に深謝いたします。（編集部）

制度活用のポイント

神奈川リハビリテーション病院ソーシャルワーカー　**生方　克之**

もくじ

はじめに

この資料は、高次脳機能障害に関連がある幾つかの制度を取り上げ、高次脳機能障害がそれぞれの制度の中でどのように対応されているかについての概論である。

相談対応の支援者は、一般的に所属する機関の機能・役割を中心に来談者に情報提供などの相談支援を行っている。そのため、本人・家族が、窓口ごとに異なる情報やそれぞれの制度の具体的な活用方法を知ること、および今後の生活で予測される事態に備えた情報のオリエンテーションを受けることなど、コーディネートされた情報を得ることは難しい状況にある。

相談対応の支援者は、幅広い情報を提供することも大切である

が、それと同時に個々の人の生活と制度とをつなぎ合せていく作業も忘れてはならない。

また、本人・家族には情報をうまく活用していく力が求められる時代になってきており、単に情報を提供するだけでなく、制度利用者が主体的に制度を活用していけるように支援することが大切である。

1、制度的な不利と二次的な不利

本来、社会的な制度は、障害により発生した生活上の課題を軽減、あるいはサポートしていくためにある。それ故、多様な課題に対して障害者福祉や経済的保障、あるいは権利擁護などいろいろな側面から制度がつくり出されている。

脳外傷や脳卒中などにより高次脳機能障害となられた本人やその家族は、在宅生活介護や経済的不安、それに社会参加などの様々な社会生活上の課題に直面している。しかし、高次脳機能障害については、マスコミ等でも「制度間の狭間にある障害」という取り上げ方をされてる。事実、高次脳機能障害者には、障害者福祉行政の支援や経済的な保障制度が、当事者の社会生活の実情に即して機能せず、そのために複合的な困難を抱えながら生活を送っている人たちが少なからずいる。しかし、高次脳機能障害者が活用できる制度がないという捉え方をしてしまうと情報不足による不利や誤解による不利という二次的な不利を招くことになる。

相談支援に対応してきた経験からは、情報不足や誤った情報の捉え方により、二次的な不利を受けている人たちが多いことを感じている。

２、高次脳機能障害と身体・知的・精神障害者福祉制度

1）障害者基本法

ア、障害者基本法

障害者基本法では、障害者とは身体障害・知的障害・精神障害があるために長期にわたり日常生活又は、社会生活に相当の制限を受ける者とされている。

平成５年の法改正により精神障害者が障害者基本法の障害者の範囲に加えられた。障害者基本法では、障害の種別を身体障害、知的障害、精神障害の３つに分類している。

イ、障害種別による縦割りの障害者福祉

障害者基本法は日本の障害者福祉の理念法になっている。障害者基本法では、障害を身体・知的・精神の三つに分類しており、障害種別を基盤とする日本の障害者福祉の考え方の基本になっている。

障害種別ごとに支援の特性はあるが、個々人の障害像とニーズ支援という視点からすると、高次脳機能障害のような多彩な障害像の人にとっては、縦割りの福祉制度が支援の制限を生み出すことにもなっている。

日本障害者協議会（JD）では、原因によらずサービス等の必要性の如何を重視して、日常生活や社会生活に制限がある者を種別化せずに障害者とすべきであるとしている。

2）各障害者福祉法

ア、身体障害者福祉法

身体障害者福祉法でいう身体障害者とは、18歳以上で身体障害者手帳の交付を受けた者である。（身体障害者手帳は、18歳以下の者にも交付される）

イ、知的障害者福祉法

知的障害者福祉法では、障害の定義は明示されていない。18歳以上の知的障害者を対象にしている。この法律での知的障害とは、発達段階(おおよそ18歳未満)における知的な障害を意味している。

ウ、精神保健福祉法（精神保健及び精神障害者福祉に関する法律）

精神保健福祉法では、精神障害者とは、精神分裂病、中毒性精神病、知的障害、精神病質その他の精神疾患を有する者としている。

ただし、知的障害に関する福祉的な援助に関しては、知的障害者福祉法において行うこととされている。

エ、児童福祉法

児童福祉法では、身体に障害のある児童、知的障害の児童、疾病により長期に療養を必要とする児童を障害児としている。

児童福祉法の対象年齢は、満18歳に達するまでである。なお、身体障害児が補装具を必要とする場合は、身体障害者手帳が必要となる。

オ、介護保険制度

介護保険制度では65歳以上の老人、または40歳以上の特定疾病（15疾病）者で、市町村介護認定審査会が介護（支援）を要すると認定した者に介護保険サービスが適用される。

介護保険は、市町村が行う福祉サービス（行政措置）ではなく、利用者がサービス提供事業者と契約を行い、事業者が保険適用分の費用を保険者に請求するという契約利用型の制度である。

脳卒中者は、脳血管疾患として40歳以上で介護保険の要介護認定の対象となるが、脳外傷者は、一般の老人と同様に65歳より介護保険の要介護認定の対象となる。

【ポイント】

●高次脳機能障害は精神障害に分類される

高次脳機能障害は、精神保健福祉法では、「その他の精神疾

患」の中の器質性精神障害になる。

●受傷、発症年齢などによっても対象となる福祉制度が異なる

18歳以前に事故や病気で高次脳機能障害を有した者は、児童福祉法の対象になると同時に、発達段階での知的障害として認定されれば、18歳以降も知的障害者福祉法の対象になる。

３、各障害者手帳制度

1）身体障害者手帳

身体障害者手帳は身体障害者障害程度等級表に該当する者に対して交付される。身体障害は、肢体、聴覚又は平衡機能、視覚、内部（心臓・腎臓・呼吸器・膀胱又は直腸、小腸、ヒト免疫不全ウイルス）などに分類され、それぞれに等級基準が設けられている。等級表には１級から７級までの基準があり、身体障害者手帳は６級以上の状態の者が対象となる。

申請方法は、身体障害者福祉法15条の指定を受けている医師に診断書（所定）を記載してもらい、それを市町村に提出する。

2）知的障害者手帳

知的障害者の手帳は、「療育手帳」などの名称で呼ばれている。療育手帳では、身体障害者手帳のように国が定めた基準表は設けられていないが、要綱で重度（重度はＡと表示、その他はＢと表示される）については、知能指数が35以下で、日常生活に介助を要するか、問題行動により監護必要な者、或いは、知能指数が50以下で盲・聾唖・肢体不自由などを合併している者とされている。

申請方法は市町村に相談の上で、児童相談所又は知的障害者更生相談所にて判定を受けることになる。

3）精神障害者保健福祉手帳

平成７年の法改正により、精神障害者保健福祉手帳が創設された。

等級は、１級・２級・３級の３段階。等級基準に関しては、国民・厚生年金による障害基礎・障害厚生年金基準と同じ程度である。

そのため、精神障害により、すでに障害基礎・障害厚生年金を受けている者は、年金証書を市町村窓口に提示することによっても手帳の交付が受けられる。

それ以外は、初診日から６ヵ月以上を経てから、所定の診断書を市町村窓口に提出することになる。なお、脳外傷などの脳器質性の精神障害に関しては、内容に問題がなければリハ科医などが手帳診断書を記載することが可能な場合もあるため事前に市町村窓口に確認を行うとよい。

【ポイント】

●障害者手帳を複数取得することは可能

重複障害により複数の手帳の要件に該当する場合は、それぞれの手帳を取得することが可能である。高次脳機能障害のみの場合は障害の程度により精神障害者保健福祉手帳の取得が可能である。18歳未満での受傷、発症の場合は、程度により知的障害者手帳の取得も可能である。

●精神障害者保健福祉手帳取得への偏見をなくそう

精神障害者保健福祉手帳の取得に関しては、利用価値の面、それに社会、或いは当事者自身のスティグマ感から取得に消極性も感じられる。

関連制度などの利用において有用であれば、取得して行くことが望まれる。

ただし、高次脳機能障害者への福祉施策が現状の精神障害者への施策でまかなうことが困難であるという問題があり、高次

脳機能障害者にとって適切な福祉支援は、どうあるべきかの検討が望まれる。

4、福祉サービスおよび関連制度

1）福祉行政による障害者福祉サービス

障害者福祉行政で行われる福祉サービスの制度には、、身体障害者福祉法などの障害者福祉法自体に規定されている福祉サービスと、自治体が条例などに基づき施行している独自の福祉サービスがある。

行政が実施している福祉サービスは、原則的に障害者手帳取得者を前提にしているため、障害者手帳はサービスを受けるためのパスポートになっている。

ただし、知的障害、特に精神障害者の福祉施設利用などについては、手帳の取得が絶対条件にはなっていない。また、障害の程度（等級）によりサービスの適用基準が設けられている制度もある。

障害者福祉法で定められている制度としては、各福祉施設への入所や、身体障害者福祉法による補装具制度、日常生活用具支給制度、ホームヘルパー派遣制度などがあり、精神保健福祉法では、通院医療費公費負担制度などもある。

自治体が条例で定めている制度には、重度障害者医療費助成制度などがある。

2）支援費制度

行政がサービス内容やサービス事業者（施設等）を決めていた「措置制度」というこれまでの障害者福祉サービスが平成15年度からは、利用者が自らサービスを選び、サービス事業者と契約を行う

という「支援費制度」へと変わる。

支援費制度に移行するのは、身体障害者福祉サービスと知的障害者福祉サービス、児童福祉サービスのそれぞれ一部についてであり、精神障害者福祉サービスはすでに契約制度になっているため今回の制度改正には含まれていない。

支援費制度に移行するサービスの詳細は、施設利用サービス、ホームヘルパー、デイサービス、ショートステイ、グループホーム利用などについてであり、日常生活用具の支給などは含まれておらず、市町村が行っている福祉サービスのすべてが支援費制度に移行するわけではない。

支援費制度では、サービス利用者のニーズや生活状況からどのような支援を組み合わせ活用して行くのかを利用者の立場から支援を行うケアマネジメント機能が重要になる。特に高次脳機能障害者の場合には、事業者とのサービス調整や社会参加支援など、高次脳機能障害の障害特性を理解した支援者（ケアマネジャー）が地域に養成されて行くことが急務の課題となっている。

なお、平成14年７月現在、支援費制度の詳細部分はまだ明らかになっていない。

３）生活支援関係制度

福祉行政以外の分野でも障害者の社会参加や経済的な負担の軽減を目的にした生活支援の制度がある。例えば、税の減免や交通運賃の割引、障害者の雇用促進関連制度、公営住宅等への優先入居制度など、その数は多い。

【ポイント】

●「特別障害者手当」と「特別児童扶養手当」の確認をしよう

特別障害者手当と特別児童扶養手当については、条件が該当しているにもかかわらず申請をしていない者が多いことを経験

的に感じている。

特別障害者手当は、１級相当の障害が二つ以上ある者が対象となる。ただし身体障害者手帳が１級で日常生活にかなりの介助を必要としてる場合には、日常生活動作の点数によっても認められるため、日常生活に介助を多く必要としている１級の手帳取得者は特別障害者手当に該当するか確認を勧めたい。ただし、市町村の窓口では、１級の障害が二つ以上ないから不可との説明を行うことが多い状況にある。

特別児童扶養手当は、20歳未満の障害児童を対象にしている。基準は障害基礎年金と同じてあり、高次脳機能障害のみでも生活上に介護を必要としていれば該当する可能性がある。

なお、いずれの手当金にも所得制限があるため、事前に市区町村に相談を行うこと。

４）精神障害者保健福祉福祉手帳で活用できる主な制度

- 通院医療費公費負担制度の手続きの簡素化
- 所得税・住民税・相続税・贈与税の優遇措置（手続きの簡略）
  自動車所得税、自動車税の免除（１級のみ、本人の通院等に生計同一者が運転する場合も）
- 生活保護制度における障害者加算
- 公営住宅への優遇当選率
- 自治体により公営水道料金の減免や公営交通機関の運賃割引
- 精神障害者ホームヘルパー派遣（平成14年度より実施）

☆精神障害者関連の制度は、身体障害者や知的障害者に比べ不十分とされている。そのため、身体障害者手帳または知的障害者手帳を取得している場合には、等級にもよるが利用価値がほとんどない場合がある

☆精神障害者への福祉サービスは、平成14年度より、身体・知的障

害者福祉サービスと同様に市町村が窓口となっている。

☆精神障害者ホームヘルパー派遣制度については、未実施の市町村やヘルパー整備の遅れが見られている。

【ポイント】

●契約型サービスでも介護保険制度と支援費制度は違う

利用者とサービス提供事業者が契約を行うという面では、介護保険制度も支援費制度も同じであるが、二つの制度には大きな違いがある。介護保険制度は保険料を伴う社会保険制度であるが、支援費制度は、行政による福祉サービスである。介護保険制度は、障害や病気を問わず（2号被保険者を除く）どの程度介護が必要かがサービス利用対象の基準であるが、支援費制度では、身障・知的・精神という障害種別の枠組みはそのままである。また、介護保険では、ケアマネジャーが事業者の保険対象サービスとして制度的に位置づけられているが、支援費制度では、ケアマネジメントの技法を活用するというだけでケアマネジャーが明確に位置づけられてはいない。しかも地域に相談支援事業を行う資源も整備されていない。そのため、契約能力に課題がある高次脳機能障害の場合には、誰が支援費制度に規定された福祉サービスや社会経済活動への参加支援、それに権利擁護のためのプランの作成と管理を行うのかが懸念される点である。

そのため、高次脳機能障害者が支援費制度を利用する場合には、これまで以上に家族がサービス提供事業者に本人の状況やニーズを説明することと、地域の中で高次脳機能障害を理解する支援者（ケアマネジャー）を育てるという働きかけが必要になると思われる。

●**障害者手帳は、サービス利用のパスポート？**

前述の生活支援関連制度の多くは、障害者福祉法による障害

者手帳を取得していることを条件にしている。ただし、手帳の種別や等級により制度利用の如何や範囲に違いが生じるため、複数の手帳に該当する場合は、生活上メリットになる手帳は取得しておくとよい。ただし、精神障害の分野では制度活用に障害者手帳の取得が絶対的な要件ではない場合がある。

●高次脳機能障害は福祉制度の問題点を具現している

高次脳機能障害者の生活の困難さと障害者手帳の有無や等級とがイコールではないために、高次脳機能障害者や家族は制度的な矛盾を感じている。

税制などの福祉行政以外の関連制度においては、生活状況を勘案して制度の運用拡大等の融通を期待することは難しい。

福祉行政においては、都道府県や市町村が実状に即して制度の運用拡大を行うことに期待が寄せられている。また、障害者手帳を持たない高次脳機能障害にも、公的な総合相談援助や地域支援システムが必要である。これらの事業は現在の手帳制度に依拠した体制では難しく、高次脳機能障害者の存在は現状の福祉制度の根幹に対して問題提起をしている。

5）医療費助成

ア、重度障害者医療費助成制度

この制度は国の制度ではなく、地方自治体による制度である。市町村により対象者の範囲が異なる場合もある。多くの自治体は、身体障害者に関しては、１級・２級の重度障害者、知的障害に関しては、知能指数が35以下、重複障害に関しては身体障害が３級で知能指数が50以下の者を対象にしている。

内容は、保険適用診療の自己負担分への助成であり、食事費は対象外の自治体が多い。

イ、精神障害者の通院医療費の助成

この制度は、精神障害に関する保険診療分の医療費の自己負担分について、自己負担割合を５パーセンにする公費助成制度である。

対象になる診療は精神疾患等に関するものであり、テンカンも対象になる

ウ、精神障害者入院援護金制度

精神科病棟に１カ月以上入院している者に月１万円の援護金の支給を行う制度である。ただし所得制限あり。

【ポイント】

●精神障害者の通院医療費の積極的な活用

高次脳機能障害者で精神症状への治療や、テンカン治療を受けている者は、精神障害者の通院医療費の助成を勧めたい。テンカンに関しては、脳外科やリハ科、小児科で治療を受けている場合も対象になる。この制度は、精神障害者保健福祉手帳の取得とは直接関係はしない。ただし、重度障害者医療費助成制度対象者で自己負担が生じない者には利用メリットがない。

●身体障害・知的障害重複児は重度障害者医療費助成の確認を

脳外傷等により18歳未満の年齢で身体障害を負い、身体障害者手帳が３級で比較的重い知的障害のある児童は、療育手帳を取得して重度障害者医療費助成制度に対象になるか要検討である。

５、高次脳機能障害と経済的保障制度

１）高次脳機能障害と経済的保障（補償）制度

家庭内や決まった生活範囲での活動が可能な高次脳機能障害者でも、社会との関係や職業場面での人間関係の構築など複雑な諸能力

が求められる場面においては、外見的には判断できない諸制限を受ける場合がある。特に就労においては、そのような障害により労働対価としての賃金収入が得られない状態に陥っている者も多い。このような側面からも高次脳機能障害者と家族にとって経済的な問題は社会参加と並び大きな課題になっている。

また、公的年金や補償制度などの経済的保障制度では、多少の援助でどうにか日常的な生活行為が可能な高次脳機能障害者は、実際の障害程度（労働能力）と保障内容が結びつきにくいという傾向がある。仕方ないこととして諦めるのではなく、どのようにすれば不利を軽減できるか、その対応を行うことが重要である。

経済的な保障制度では、障害者手帳制度のように障害を身体や精神などに種別化してのそれぞれの等級認定を行うのではなく、障害の全体的な状態から等級を決めている。

経済的な保障制度に関しては、障害認定の基準自体の問題もあるが、それ以前に高次脳機能障害の状態が適切に診断されているか、それが後遺症診断書に反映されているかなどの課題がある。

なお、ここでは、障害者手帳取得者への税制優遇などの経済的支援制度は割愛する。

【ポイント】

●経済保障に関する障害認定は、身体・知的・精神の障害をすべて併合

障害者福祉手帳制度では、障害を種別化して障害ごとに等級を決めている。しかし、公的年金制度や、労災補償、自動車事故損害賠償における障害程度は、障害の全体像で障害等級を決めている。

●経済保障に関する後遺症診断書は、障害種別ごとに作成してもらう

身体障害でも肢体不自由、聴覚障害など内容によりそれぞれ

の専門医に診断書を記載してもらう。また身体障害、精神障害などを合併している場合は、それぞれ専門医に診断書の記載を依頼する。

2）公的年金制度

ア、制度の概要

わが国の公的年金制度は、国民年金制度を基盤に厚生年金や共済年金制度が上積み部分（2階建て方式）として設けられている。国民年金（障害基礎年金）、厚生年金（障害厚生年金）、共済年金（障害共済年金）それぞれに障害年金制度がある。

障害基礎年金は1級と2級、障害厚生・共済は1級・2級・3級・障害手当金からなっている。公的年金は、受傷・発症時に公的年金に加入しており（20歳以下は除く）、保険料納付済期間が3分の2以上（平成18年4月1日までは直近の1年間の保険料の滞納がなければ可）あり、障害認定日（高次脳機能障害は初診後1年6カ月が目処）に障害程度が基準に該当する場合に支給される。

イ、高次脳機能障害者の公的年金

高次脳機能障害は、年金制度では精神の障害に分類される。そのため、年金診断書は「精神障害」診断書を使用する。

【ポイント】

●高次脳機能障害は公的年金の対象になる

記銘力障害や情報処理能力の低下、情動面の障害などでも程度により、公的年金の受給対象となる。

程度の目安としては、1級は日常生活に著しい制限を受けており常時援助を必要とする程度。2級は日常生活に著しい制限を受けており時に応じて援助が必要な程度、3級は、日常生活又は社会生活に一定の制限を受ける程度である。

●診断書を記載する医師が障害を理解しているかが重要

高次脳機能障害は、見えない判りにくい障害である。これは医師にとっても同様である。そのため、障害状態を理解している医師に診断書を依頼する。例えば、かかりつけの脳外科医が障害を理解していなければ、精神科を受診してみる。また、家族は日常みられる障害のエピソードなどを記録しておき、医師に状態をしっかり伝えられるようにする。また、診断書には、具体的な生活状態を記載してもらう。

●精神科診断書の記載はどの科の医師が記載するのか

高次脳機能障害で公的年金の申請を行う場合は、「精神障害」の診断書に記載をしてもらう。記載する医師は、精神保健指定か精神科を標榜する医師となっている。しかし、リハ科等の医師でも年金診断書の内容がしっかりしていれば認められる場合もある（都道府県により違いがあるようである）。

精神科以外の医師が診断書を記載する場合には、診断名は必ず脳外傷や頭部外傷ではなく「器質性精神障害」とすることが必要である。

ただし、診断書の項目などを見るかぎりは、精神科の医師に依頼することがよいと思われる。

高次脳機能障害者の場合には、精神科に受診をしていない方も多いため診断書をだれに依頼したらよいか困ることが多いが、受診の際には、家族が医師に日ごろの状況を詳しく説明することが大切である。

●障害状態が年金裁定と異なっている場合は、不服申し立ての活用

実際の障害の状態（生活上の介護や支援の程度）が年金裁定の等級と食い違うと思うときには、不服申し立てを行う必要がある。

できれば、障害者の状態を把握しているソーシャルワーカー

などとも相談して障害状態と年金等級が整合しているか事前に相談を行うとよい。

3）労働者災害補償保険制度

ア、労災制度の概略

労働災害には、業務労災と通勤労災とがある。補償内容には変わりがない。

治療期間中は、労災の療養給付（医療費）と休業補償給付（通勤労災は休業給付）が行われる。休業補償給付は賃金の８割が支給される。

症状が固定して積極的な医療を要しなくなった段階で症状固定の診断書を提出する。後遺障害の程度により、障害補償給付（通勤労災は障害給付）が行われる。

障害補償給付は１級から７級までが労災年金（業務は障害補償年金、通勤は障害年金）の給付となり、８級から14級までが障害補償一時金（通勤は障害一時金）の給付となる。

また、労災年金受給者のうち重度者には、介護給付等も行われる。脳外傷で９級以上の障害補償給付を受けている者には「頭頸部外傷症候群等に対するアフターケア」制度があり、症状固定後も月に一度程度の受診および投薬に関しては、労災保険より医療費が給付される。

イ、労災の障害等級基準

障害等級の基準は、以下のようである。肢体不自由も併記してあるが、これを比較すると「神経系統の機能又は精神に著しい障害」の基準が肢体不自由よりも不利であることが判る。

例　１級「神経系統の機能又は精神に著しい障害を残し、常に介護を要するもの」

☆具体的には、高度の痴呆や情意の荒廃のような精神症

状により常時看視が必要なもの

「両下肢を膝関節以上で失ったもの」

２級「神経系統の機能又は精神に著しい障害を残し、随時介護を要するもの」

☆具体的には、脳損傷にもとづく運動障害、失認、失行、失語のため日常生活行動は一応できるが、自宅外の行動が困難で随時介護を必要とするもの

「両下肢を足関節以上で失ったもの」

５級「神経系統の機能又は精神の著しい障害を残し、特に簡易な労務以外の労務に服することができないもの」

☆具体的には、他人の頻繁な指示がなくては労務の遂行ができない程度、一般平均人の４分の１程度の労働能力

「一下肢を足関節以上で失ったもの」

７級「神経系統の機能又は精神の障害を残し、簡易な労務以外の労務に服することができないもの」

☆具体的には、一般平均人より明らかに労働能力が低下しているもの、２分の１程度

「一足指を全部失ったもの」

９級「神経系統の機能又は精神の著しい障害を残し、服することができる労務が相当な程度に制限されるもの」

☆具体的には、社会通念上、その就労可能な職種の範囲が相当程度に制限されるもの

「一足の第一の足指を含み２以上の指を失ったもの」

12級、14級にも神経系統または精神の障害に関する等級がある。

ウ、労災年金と国民年金、厚生年金との併給調整

労災補償給付（労災年金）と障害基礎、障害厚生（共済）年金とは併給は可能である。ただし、併給の場合は公的年金の種類により労災年金額が調整される。老齢基礎年金・老齢厚生年金と労災年金

とは調整されない。

また、20歳以前に労災事故により労災年金を受給した場合には20歳になっても障害基礎年金は支給されない。

【ポイント】

●業務中や通勤中の事故であるか　を確かめる

アルバイトで通勤中に災害にあった場合や、雇用主が労災保険未加入であっても労災保険は適用される

●高次脳機能障害は認定上不利になりやすいため診断書の内容等を十分に確認する

●心理評価等の検査結果があれば添付する

●日常生活状況について記録を作成して障害認定のための労災病院への受診時には提出する

労災者が障害認定のために指定された労災病院などで診察を受ける際、本人が障害認識をしていないために、医師の質問に対して問題がないと回答をしてしまい、不利な等級認定になってしまうことがる。そのため、必要に応じて家族が医師に対して実際の生活状況の説明や日常生活状況の記録などを提示することを勧めたい。

4）自動車保険制度

ア、自動車保険の概要

自動車保険制度には、自動車賠償補償責任保険（以下自賠責保険）と自動車任意保険制度（以下任意保険）がある。

自賠責保険は強制加入であり、被災者救済的な要素をもっている。自賠責保険は医療費120万円、後遺障害3000万円（「神経系統の機能又は精神の障害」については平成14年４月以降の事故の場合、１級は4000万円、２級が3000万円）が最高損害賠償額である。

任意保険は、強制保険では不足する賠償額を補うために個人が任意に保険契約を行うものであり、後遺障害の場合には、保険金として入院費用（付添・雑費等を含め）、休業損害、慰謝料、逸失利益、介護料などが支払われる。実際の損害補償額は、損害額を積み上げ、その上で過失割合による相殺が行われ決められる。

イ、自動車保険の障害等級基準

自動車保険の障害等級基準は労災保険制度と同じ基準表を用いている。ただし、実際に認定された等級は労災と同一になるとは限らない。

ウ、健康保険、労災保険、自動車保険、公的年金の関係

①医療費に関して

自動車事故でも健康保険（国民健康保険）や労災保険を使うことは可能である。その場合は、保険者に第三者行為災害届等の書類提出が必要となる。医療費に関しては、健康保険や労災保険を通過しているだけであり、健康保険や労災保険の保険者が自動車保険会社に医療費の請求を行っている。健康保険・労災保険・自動車保険では、同じ治療を行っても医療費が異なるため、健康保険や労災保険を経由することにより自動車保険会社の医療費負担を押さえることになる。

②公的年金との調整について

自動車保険による損害賠償と障害基礎、障害厚生（共済）年金、それに労災災害補償給付（労災年金）との併給は可能であるが、障害基礎・障害厚生（共済）年金は受傷日より２年間、労災年金は受傷日より３年間支給停止される。

エ、相談機関

日弁連交通事故相談センター（資料編62ページ、資料８参照）、自動車保険請求相談センター、市町村の事故相談法律相談などがあるが、実際に弁護士を立て損害賠償交渉を行う場合には、弁護士との契約が必要となる。ただし、交通事故紛争処理センターは無料で

効力を伴う和解斡旋までを行う。

オ、自賠責保険における高次脳機能障害認定システムの変更

高次脳機能障害者の自賠責保険における障害認定における不利の改善のために、平成13年１月より、自賠責保険の後遺症等級認定を行っている自算会（自動車保険料率算定会）内部に高次脳機能障害審査会が設けられるなどの審査体制が改善された。また、高次脳機能障害については、等級における運用的解釈の作成や被害者向けリーフレットの作成、診断の手引きなどが改正された。

５）交通事故対策センターの介護料支給制度

交通事故対策センターの介護料支給制度は、これまでは、頚髄損傷により呼吸に介添えを要する程度者か遷延性意識障害程度の者を対象にしていた。平成13年７月より交通事故対策センターの介護料支給制度が大幅に改正され、自賠責保険等級が１級３か４号者、２級３か４号者と自損事故（競技レース等での事故は不可）で同程度の障害状態により介護を要する者に介護料が支給されることになった。

これは、労災制度の介護給付とほぼ同程度の内容になっている。

介護料の対象条件には過失責任等は含まれないため、重過失により自賠責保険適用にならなかった者でも自損事故者と同様の手続きを行えば申請は可能である。なお、自賠責等級の通知をなくし、保険会社や自算会にも等級の証明が残っていない場合には自賠責保険適用者でも自損事故者と同様の手続きが必要である。自損事故の場合には、「交通事故証明」「後遺障害診断書」などの書類が必要である。

また、家計中心者の所得制限（１千万円）や労災・介護保険制度との併給制限、福祉施設入所者（全福祉施設ではない）への制限などがある。

介護料は、３段階（特一種・一種・二種）からなり、例えば、一種者の場合では、家族介護で月額58,570円、ヘルパー等に介護費用

を支払う時には108,000円である。また、車椅子やベッドなど特定の介護用品の購入にも介護料は適用される。

詳しくは、交通事故対策センターの各支部へ。

【ポイント】

●自動車保険と労災保険の症状固定日は必ず同じ日にする

自動車保険が適用され、第三者災害届を出して労災保険を通じて医療費を請求している場合には、労働基準監督署は、医療費を自動車保険会社に請求をしている。自動車保険の後遺障害診断書や労災の障害（補償）給付診断書は、症状固定の診断書であるため、いずれかが提出されるとそれ以降は、自動車保険および労災保険での医療費対応は不可となる。積極的なリハ段階で自動車保険会社より後遺障害診断書を渡され医師に記載してもらい提出してしまい、その後も労災で診療を受け続け、結局は医療費の支払い先がなくなり問題となることがある。

●事故の状況を確認

脳外傷者の場合は、事故時の記憶がない場合がほとんどである。事故の目撃者、事故現場の確認を早期に行うことが必要といわれる。

●弁護士の活用と弁護士への障害理解を図る

労働能力等に影響をする後遺障害が残存する場合は、弁護士の活用が望まれる。弁護士も高次脳機能障害を理解できていない場合がほとんどであり、はじめから障害を理解していると思わないで相談を行うこと。

●弁護士費用に関する心配は法律扶助会に相談する

●再審査請求の活用

自賠責保険の等級審査を行っている自動車保険料金算定会（自算会）では症状固定から２年間は再審査請求を受け付けている。

●自損事故者で生活に何らかの介護を要する者は介護料申請

自損事故で生活上に何らかの介助を必要とする者は、自動車事故対策センターの介護料申請を行うことを勧めたい。介護料制度には矛盾があり、脳外傷者の場合には、３級３号（３級３号などとの併給２級）でも生活上の介護を要する者がいるが自賠責保険で認定通知が残っている者は介護料の対象にはならない。逆に自損事故者の場合には、介護の状況により審査を受けるため３級３号と同程度でも介護料に該当する場合がある。

６）生命保険制度

ア、生命保険の概略

民間保険会社が販売している生命保険は特徴付けを行い数を増しているようであるが、民間生命保険の代表的なものとしては、死亡保険（定期や養老保険）がある。死亡保険には特約として災害保障や傷害特約等がついていることが多い。

一般的に死亡保険では、高度障害を設け、死亡に準じた取り扱いをしている。ただし、高次脳機能障害者が高度障害として認められるケースは、痴呆状態により意志疎通が困難で常時の介護（寝たきり）を要する状態のようである。

ある保険会社が行った調査では、脳卒中と脳外傷により身障手帳１級・２級（高次脳機能障害の合併も予測されるが具体的な状態は？）を取得した29名の者の内、就労している者は２名で、高度障害が認められた者は５名であった。

なお、住宅ローンには生命保険（高度障害）付きの場合が多いので確認が必要である。

イ、生命保険の高度障害および障害特約基準

例　１級（高度障害）「両下肢を足関節以上で失ったか、またはその用を永久に失ったもの」

「一上肢を手関節以上で失い、かつ、一下肢を足関節以上で失ったか、または永久にその用を失ったもの」
「中枢神経系、精神または胸腹部臓器に著しい障害を残し、終身常に介助を要するもの」
２級（傷害特約）「一上肢および一下肢の用を全く永久に失ったもの」
４級（傷害特約）「一下肢の３大関節の内一関節の用を永久に失ったもの」「中枢神経系、精神または胸腹部臓器に著しい障害を残し、終身日常生活が著しく制限されるもの」

【ポイント】
●傷害特約を確認する
脳外傷者に関しては、生命保険の傷害特約の有無を確認して、症状固定時に後遺障害診断書を提出する。高度障害には該当しなくとも保険金給付を等級に応じた割合で得られる場合がある。また、等級と原因により保険料の免除もあり。

６、高次脳機能障害と社会参加・社会生活

1）包括的リハビリテーションの必要性と問題点

脳外傷や脳卒中などによる高次脳機能障害者には、身体機能改善、認知・行動障害の評価と改善、社会生活力向上、就学・就労支援などの幅広い支援が必要である。
このような高次脳機能障害者の生活支援に必要な医療・保健・福祉の総合的支援には、リハビリテーションが重要な位置を占めると

考えられる。それは、リハビリテーション援助が、医学的、心理的、社会的、職業的という多分野から構成されているためである。

しかし、現状は、医療・保健・福祉の統合化の必要性が唱えられているものの、医療分野である病院内支援と、福祉分野である在宅・施設内支援、それに地域の保健活動との間の連携や役割分担が、十分とは言えない状況にある。

実際に、受傷・発症後の救命医療、その後のリハビリテーション医療までは、医療保険で進められ、その後は福祉行政による社会的リハビリテーション、労働行政による職業的リハビリテーションなどが専門機関を中心にして行われる。高次脳機能障害者にとって必要性の高い心理的リハビリテーションも施設内を中心に行われている傾向がある。そのため、生活の基盤である地域内支援と専門機関支援とが役割分割（分断）の状態にあり、適切な支援体制が築かれていないなどの問題が存在している。

具体的には、医療リハビリテーションの段階では、診療報酬との関連もあり臨床心理士などを配置している医療機関が非常に限られている。社会的リハビリテーション段階は、身体障害者更生施設などで行われるが、身障更生施設は身障手帳取得者が対象であり、精神障害者の援護寮（生活訓練施設）においては、高次脳機能障害への支援メニューをまだ備えていない。職業的リハビリテーションにおいては、医療・福祉との連携システムが確立されておらず、医療・福祉分野での情報や支援の継続性が図り難い。こうしたことから高次脳機能障害者への支援はまだ今後に期待する部分が大きい状況である。

2）高次脳機能障害支援モデル事業

平成13年度より３年間、高次脳機能障害支援モデル事業が開始された。

高次脳機能障害支援モデル事業の目的は、症例を蓄積し、標準的

な「評価基準」及び「支援プログラム」の確立を図ることとされている。

国立リハセンターが実施主体であり、全国の12の道府県が地方拠点病院として指定され（資料編60ページ、資料７参照）、地方拠点病院は国立リハセンターへの症例提供と道府県で独自の高次脳機能障害者への支援事業を展開することになっている。

このモデル事業をもとに国は、平成16年度より高次脳機能障害者への一般施策化を検討している。

３）地域の相談機関

ア、市町村の障害福祉担当課

市区町村の障害福祉担当課が福祉サービスなどの相談窓口となっている。支援費制度に移行後は、市区町村の障害福祉担当課の役割も変化して行くが、支援費の決定以外にサービスの調整や相談などの支援機能は継続される見込みである。

イ、市町村障害者生活支援事業

市町村障害者生活支援事業は、ホームヘルパーなどの福祉サービスの利用支援や社会資源等の情報提供や専門機関の紹介などを行うとともに、社会生活力を高めるための支援やピアカウンセリングなどを行う事業である。実施主体は市町村であり、身体障害者施設や当事者が運営する団体などに事業が委託されている。

支援費制度移行後の地域の相談支援機関としての役割が期待されている。

ウ、精神障害者地域生活支援センター

精神障害者地域生活支援センターは、精神障害者の社会復帰施設の一つに位置づけられており、地域で生活する精神障害者の相談・情報提供や社会復帰支援などを含め日常生活の様々な支援を行っている。

エ、障害者（児）地域療育支援事業

障害者（児）地域療育支援事業は障害児、知的障害者、重症心身障害児の療育などの相談や各種の支援を行う事業であり、障害児施設などが指定されている。都道府県には、療育拠点施設が位置づけられており、地域の障害者（児）地域療育支援事業者をサポートしている。脳外傷児などの療育相談も対象となる。

オ、保健所

保健所は、地域の精神保健の中心的な機関である。脳損傷により暴力など情動面の障害が顕著なために家族だけでは対応が困難なケースの場合には、まず保健所の保健婦や精神保健福祉相談員に相談を行うとよい。

カ、身体障害者相談員と知的障害者相談員

身体障害者相談員と知的障害者相談員は都道府県の委託を受けて地域内の身体障害者や知的障害者の相談支援を担っている。

キ、当事者団体

脳外傷友の会や高次脳機能障害者関係の当事者団体が各地に発足しており、情報提供やセルフヘルプグループ活動・ピアサポート活動も始まっており、高次脳機能障害者には貴重な社会資源になっている（資料編56ページ、資料６参照）。

ク、総合リハセンターや病院などのソーシャルワーカー

総合リハセンターや病院のソーシャルワーカーは、比較的多分野の情報を持っているため、入院中に関りのあったソーシャルワーカーなどを退院後も必要時に活用するとよい。

４）福祉施設等の活用

福祉施設は、各障害者福祉法において施設の種類が定められている（法定施設）。福祉法に定められている施設以外に地域作業所などの法外施設がある。

身体障害・知的障害の訓練施設や生活施設の多くは、市町村と施設との措置関係で行われてきたが、平成15年度からは、支援費制度

へと移行する。支援費制度においても現在と同様に支援費の利用申請の窓口は市町村になる。精神障害者施設の利用については、相談の窓口が14年度より市町村となった。精神障害者施設の利用は平成15年以降も現在と同様に施設と利用者の契約により行われる。

福祉施設は以下のように目的別に分類される。

ア、訓練施設

身体障害者福祉法および知的障害者福祉法では更生施設と呼ばれる施設であり、精神保健福祉法では生活訓練施設（援護寮）と呼ばれている。これらの訓練施設は、障害者の自立や社会復帰・参加を目的にしており、障害種別により、内容も異なっている。

身体障害者更生施設は、肢体・視覚・内部等障害種別や程度により施設も細分化されている。肢体不自由（重度も含め）者の更生施設では、医学的リハ、心理的リハ、社会的リハ、職業的リハ等が行われている。

知的障害者更生施設では、後述の生活施設化の傾向があるが、生活訓練や作業訓練などを行っている。

精神障害者の生活訓練施設（援護寮）と精神障害者福祉ホームは、主に病院と社会の中間施設として回復途上の精神障害者が社会生活に適応して行くための生活訓練を受ける施設である。

イ、生活施設

身体障害者（肢体）には、療護施設や身体障害者福祉ホームなどがある。知的障害者では実質上記の更生施設が生活施設の役割も担っており、他には知的障害者福祉ホーム、グループホームなどがある。精神障害者には、グループホームがある。

ウ、作業施設

身体障害者および知的障害者、精神障害者のいずれにも、授産施設、福祉工場などがある。

エ、地域利用施設

地域利用型の施設としては、身体や知的障害者福祉センターなど

がある。障害者福祉センターには、機能によりA型やB型などがあるが、デイサービス事業を行う障害者デイサービスセンターもある。また、法外施設としては、地域作業所も地域の中では重要な利用施設となっている。

精神障害者の地域利用型の施設としては、保健所や精神保健福祉センター、それに精神科病院等でのデイ・ケア施設を挙げることができる。

【ポイント】

●高次脳機能障害者のリハビリテーションと施設利用

高次脳機能障害は脳卒中や脳外傷を原因とする場合が多く、身体障害の合併やその発症・受傷機序、それに受傷以前の経験や価値観の残存などの側面から身体障害者更生施設が適切であることが多い。また、身体障害者更生施設は機能面からも高次脳機能障害者のリハビリテーションに適していると考えられる。

●高次脳機能障害者の生活基盤と施設利用

地域福祉サービスを活用しても単独での生活遂行が困難な者にとって、介護者亡き後の生活場所の確保は深刻な課題である。知的・精神のグループホーム等の活用や高次脳機能障害者を想定したグループホームの設立が必要である。日常生活に頻繁な援助を要する高次脳機能障害者が身体障害者手帳の等級に関らず身体障害者療護施設の利用が図られるための基盤整備も必要である。

●施設利用の問題

前記したように日本の障害者施設は各障害者福祉法に依拠しているため、障害別、年齢別、程度別など利用制限型施設である。18歳以降に受傷し、身体障害がないか軽度であり、しかも高次脳機能障害により日常生活に介護を要するような者が生活場所として活用できる福祉施設はないに近い状況であり、高次

脳機能障害者の生活不安の根底を形成している。なお、通所授産施設において各障害間の施設相互利用が可能になってきているが、活用実態は少ないようであり、介護者亡き後の問題の解決のためには、障害別福祉施設の相互利用を通所授産に限るという枠を除くことも必要と思われる。

●痴呆対応型共同生活介護（痴呆性老人グループホーム）の活用検討を

痴呆性老人グループホームは介護保険制度に基づくサービスである。在宅生活が何らかの事情により困難となり、随時生活管理や食事等の支援があれば共同での生活活動が可能な高次脳機能障害者にとっては、数少ない生活施設になる可能性がある。介護保険サービスであるため脳卒中であれば40歳以上で要介護認定を受けていること、脳外傷であれば65歳以上で要介護認定を受けていることが必要である。

なお、利用に当たっては、家賃や食費その他の費用が必要となるため、グループホーム側と事前によく相談をする必要がある。施設数は増加しているがまだニーズに対応しきれていないようである。

7、就労と就労支援機関

就労意欲はあっても高次脳機能障害により就労に結びつくことができない若者も多い。高次脳機能障害者への就労支援は障害の意識化へのアプローチを含め、職場開拓や就労後の継続的支援など難しい分野である。高次脳機能障害者が安定した就労を続けるためには、本人が障害を意識化した対応を行うなどの職業的能力以外にも職場内の理解と協力などが重要な要素になっている。

障害者の就労施策の代表的なものとしては、常用労働者56人以上

の企業に対する法定雇用率（1.8%）の設定と、常用労働者301人以上の企業が法定雇用率を達成していない場合に課せられる障害者雇用納付金制度がある。現在、精神障害者は法定雇用率には算定されていない。

就労支援機関としては、障害者職業能力開発校などいくつの機関があるが、労働行政による機関と福祉行政による機関などもあり、利用者にとっては判りにくさが感じられる。

1）障害者職業センター

各都道府県には地域障害者職業センターが設置されている。また、本部として障害者職業総合センターが設置されている（千葉県）。特徴としては、支援対象者に障害者手帳の有無の条件を設けていないことがある。そのため、障害者手帳を持たない高次脳機能障害者でも利用は可能である。

障害者職業センターでは８週間ほどの職業準備訓練や、職業評価などを通じて障害者への就労援助を行っている。

障害者職業センターが実施している事業で、高次脳機能障害者も活用が可能な就労支援事業としては以下のようなものがある。

ア、ジョブコーチ事業

平成12年度より開始されるたジョブコーチモデル事業が平成14年度より全国の地域障害者職業センターで本格実施となった。

ジョブコーチ事業とは、障害がある労働者が職場内環境や職務内容に適応するとともに本人が能力を発揮できるように職場内にサポートを行う専任の支援者を派遣する事業である。

米国ではジョブコーチを活用して就労機会を得ている脳外傷者が増えているようであり、日本においても高次脳機能障害者の就労支援に有効に機能して行くことが期待されている。

日本では、地域障害者職業センターがジョブコーチ派遣調整やサポートを行っており、ジョブコーチには、登録型と配置型がある。

高次脳機能障害者への職業支援を担う専門性をもったジョブコーチが育成されることが望まれる。

イ、職場復帰支援プログラム

この事業は主に高次脳機能障害者等の職場復帰を支援するプログラムであり、障害者職業総合センターにおいて実施されている。

この事業では、休職中の障害者の職場復帰を図るために、本人および事業所に対して支援を行う。本人に対しては、原則16週間の訓練プログラムを障害者職業総合センターで行い、事業主には職場環境の整備や助言等の援助を行う。また、地域障害者職業センターと連携してフォローアップなども行うことになっている。

2）障害者就業・生活支援センター

障害者就業・生活支援センターは、身近な地域でのネットワークなどを通じて就労および生活の一体的な支援を図るために平成14年度から事業化された制度である。

要綱によれば対象者は「職業生活における自立を図るために就業およびこれに伴う日常生活又は社会生活上の支援を必要とする障害者」とされており、具体的には、就業への支援と日常生活への支援が相当に必要な者や、職場不適応により離職や休職をしているために継続的な職場定着の支援が必要な者とされている。

平成14年度では47ヵ所の創設が予定されているが、利用者は知的障害者が多いようである。

高次脳機能障害者の就労支援においても、知的障害者や精神障害者の就労支援と同様に生活への支援を同時に考えることが必要であり、今後利用者の身近な地域に根ざした就労支援機関として、高次脳機能障害者の就労支援への取り組みが進むことを期待したい。

なお神奈川県では、同様の機能もった機関として就労支援センターがすでに各地に設置されている。

【ポイント】

●総合リハビリテーションセンターや障害者職業センター等の活用

高次脳機能障害者の就労準備では、就労の失敗を繰り返さないためにも職業的な能力や適正を知ることが大切である。また、本人だけでなく、家族も高次脳機能障害の状態を知り、社会的な価値基準で実力以上の就労計画や職務内容を求めることは避けるべきである。そのため、総合リハビリテーションセンターや障害者職業センター等において職業的評価や相談を受けることが望まれる

●医療・福祉分野と職業支援機関との連携

職業支援機関でも障害に関する評価を行っているが、訓練期間が限られていることや行動観察などで生活全般を通じての情報は得られにく状況にあると思われる。一方、医学的リハビリテーション段階や社会・心理的リハビリテーション段階で得られた専門的な情報は、周囲の障害理解や関り方などの援助体制を構築する上で参考になる。そのため、医療・福祉分野と職業支援機関との連携が期待される。また、高次脳機能障害の医学的、心理的、社会的な把握を基に家族・本人への継続支援の観点からも相互の連携には意味がある。

8、権利擁護関連

障害者の権利擁護に関する制度としては、成年後見制度と地域福祉権利擁護事業（福祉サービス利用援助事業）をあげることができる。高次脳機能障害者および家族にとって権利擁護の問題は欠かせない課題である。これらの制度は新しい制度であり、本人・家族にとってこれらの制度が具体的にどのように実際の生活と結びつくも

のなのか、そしてどのような時に活用すればよいのか支援者および本人・家族とも戸惑いがある状況と思われる。

1）成年後見制度

成年後見制度は、禁治産者制度が廃止され新たに設けられた後見制度である。

成年後見制度は、契約等の法律行為や財産管理等を行う上で判断能力が不十分なために、意思決定を行うことが困難な者の権利が守られるようにするための制度である。成年後見制度には法定後見と任意後見との２種類がある。

法定後見は、すでに判断能力等が不十分な者に後見人を付ける制度である。

任意後見は、痴呆状態等になり自身の判断応力が不十分になった時に備えて後見人を選出しておく制度である。

後見の程度は、精神上の障害（痴呆や知的障害・精神障害、高次脳機能障害もこれらに入る）により事理を弁識する能力が不十分な程度により、後見・保佐・補助の３つに分類されている。

申し出は、家庭裁判所に行い、申し出者が選出した後見人が適切であるか家庭裁判所が審判を行う。身寄りがない、或いは家族では不適切であるなど、申し出者が後見人を選出できない場合には、家庭裁判所が後見人の選出を行う。また、不動産の処分等を行う必要性が生じた場合などは、後見人の判断でそれを行うのではなく、家庭裁判所の審判をもとに行われることになる。家庭裁判所は権利侵害等が生じないように後見人に対して監督人を付けることできる。

後見人に対しては、財産管理業務等のための対価の報酬の支払いが必要である。

2）地域福祉権利擁護事業（福祉サービス利用援助事業）

地域福祉権利擁護事業は、知的・精神障害や痴呆などにより日常生活を営むのに支障がある者に対して、日常生活における金銭管理や在宅福祉サービス等の契約等の援助を行う制度である。

成年後見制度は、財産管理等に関して法的な保護を行う制度であるが、地域福祉権利擁護事業は、精神上の障害などにより日常生活に関する行為を一人で行うことが困難な者に対しての生活支援サービスを行う事業である。

地域福祉権利事業を利用する場合は、市区町村の社会福祉協議会に申請を行う。市区町村社会福祉協議会は、生活支援員をつけて貯金の引き出しや支払い等の援助を行う。生活支援員の援助を受ける場合は、生活保護世帯以外は有料である。

3）権利擁護センター

障害年金などを家族が使い込んでしまう、或いは家庭や施設での暴力など、痴呆老人や障害者への権利侵害行為に対して、福祉専門家や弁護士が相談援助を行う事業である。

神奈川県では市区町村や各社会福祉協議会が窓口となり、神奈川県社会福祉協議会「あしすと」がこの事業を行っている。横浜市では「横浜生活あんしんセンター」、川崎市では、「川崎市在宅福祉公社」が同様の事業を行っている。

【ポイント】

●家族のライフステージからも成年後見制度の活用検討が必要親亡き後に備えて、家族以外の後見人を付けることも必要である。

●契約型福祉サービスの時代を迎えて成年後見制度は身近な制度になる？

介護保険制度や支援費制度など福祉サービスも契約の時代を迎えている。施設や在宅福祉サービスを行う事業者と利用者が対等に契約を行うためには、利用者に契約能力が十分あることが必要である。しかし、高次脳機能障害によりこのような能力に制限がある場合には、本人の責任能力や権利の擁護の面から成年後見制度の活用が必要な状況か検討が必要である。ただし、現状は多くの場合、家族が契約の代理をしており、今後の福祉サービスの契約のあり方に関心が寄せられている。

●障害の意識化が困難な人の場合はどのようになるか

周囲の者が成年後見制度や地域権利擁護事業の活用の必要性を感じても、本人が障害を認識していない場合、これらの制度をどのように導入できるかは難しい課題である。

このような場合には、市区町村の社会福祉協議会や権利擁護センターなどとどのような対処方法が可能か相談してみよう。

●単身生活やグループホーム生活では、地域福祉権利擁護事業の活用を

高次脳機能障害者の場合は、前記したように生活施設の利用が難しい社会的な状況がある。そのため、単身生活やグループホームでの生活を行う場合、地域福祉権利擁護事業による生活支援員の活用が有効な支援となる可能性がある。

●資料2　高次脳機能障害に関する山口研一郎医師意見書

※交通事故損害賠償裁判では、高次脳機能障害が正しく認識されず、被害者に不利な判決を出されることが多い。大川真一氏（仮名）の裁判でも、1・2審判決で、神経・精神障害の程度は「さほど著しいものとは認めがたい」として「労働能力喪失割合は20パーセント程度にすぎない」という判断が下された。これを不服として最高裁に上告したが却下された。これが高次脳機能障害をめぐる裁判の実状である。裁判の最大の争点は、高次脳機能障害の程度とそれが労働能力におよぼす影響である。上告の際に提出された山口研一郎医師意見書の抜粋を資料として掲載する。

意　見　書

—大川真一氏の病態経過及び現在の症状について—

意見内容

（1）事故以来現在までの経過
（2）事故前の大川真一の生活態度
（3）現在の精神症状
（4）現在の随伴症状
（5）現在の日常生活・就労の状況
（6）今後の見通し（日常生活・就労について）
（7）高次脳機能障害に対する社会的認知の遅れ
（8）本裁判に関する意見
（略）

3．現在の精神症状

現在大川真一（以下、真一）が有する精神症状を高次脳機能障害と称し、一般の精神疾患である内因性精神病に対し器質性精神病と

呼んでいる。

真一の場合、骨折後脂肪塞栓が脳内血管へ流入し、大脳の一部である左前頭葉をはじめ数ヶ所に脳塞栓を生じてしまった。大脳は左と右があり、－般に左半球を優位側と呼び、言語中枢が存在する（右ききの人の90％、左ききの人の70％。真一は右きき）。優位側の前頭葉の障害では行動や人格に障害が生じ記銘力が低下するとされる。

従って真一の場合、左前頭葉の障害によって、高次脳機能障害をはじめとする神経、精神症状を有する病態に陥っている。

高次脳機能障害は、以下のように分類されることが多い。

（１）認知障害

①記憶障害

②注意障害

③前頭葉機能障害（遂行機能障害）

（２）行動・情緒障害

以下、真一の症状に沿った形で上記症状について解説する。

（１）認知障害

①記憶障害

記憶は、登録・保持・再生の三要素で成り立ち、記憶の保持の時間により即時・近時・遠隔記憶に分類される。記銘力とは記憶するべきものを脳に取り込む能力を言い、登録にあたる。

真一の場合、記銘力が障害されているため、記憶すべき対象物の登録が困難であり、登録できたとしても一定の時間たつとそれを再生することが不可能になる（近時記憶の障害）。

平成12年６月20日の大阪労災病院における記銘力検査において、重度域の障害であるとの結果が提出されている。この障害は日常生活において、何度同じ注意を受けてもしばらくすると忘れてしまうという状態をもたらす。従って、親子関係にも支障をきたし、家庭

生活が混乱する。ましてや友人関係は幾度となく破綻する。

また、仕事上は、作業のやり方を教えられてもなかなか頭に入らないため、その都度同じ事を聞かなくてはならない。

結果的には、人間関係作りや仕事への意欲を失い、１人だけで孤立した生活を送らざるを得ないというのが実情である。

一方、即時的な会話については、全く支障なく可能である。国立大阪病院における看護記録や裁判中の真一の言動に劣った面が見られないのはそのためである。

以上述べた如く、記銘力の低下は、本人の労働能力や職場における人間関係（それが親子であっても）に著しい障害をもたらす。「原告には、主に記銘力、集中力において、やや低下の状態にあることが認められるが、その程度は、さほど著しいものとは認めがたく、原告の労働能力喪失の程度はさほど大きいものではない」（一審判決文）という程度のものでは決してないのである。

人における経験の蓄積は全て記憶によって形造られる。記憶が障害されるということは、人生における経験の蓄積が障害されることであり、本人の実存にかかわることである。

②注意障害

注意には様々な概念があり、まず注意を向ける強度により、どれだけ１つのことに注意を向けることができるか（A)、またどれくらいの時間注意を向け続けることができるか（持続性）がある（B)。さらにその選択性により、多数の中で１つのことに集中できるか（C)、多数のことが同時にこなせるか（配分性）がある（D)。

真一の場合、A、B、C、D共に低下しているが特にDの低下が顕著である。そのため仕事上、２つ以上の用件を同時に頼まれた場合、簡単なことでも実行できず忠告を受けることになってしまう。

注意はその他の高次脳機能の中軸を成すものであり、それが障害されていると、あらゆる面に支障をきたすことになる。結果、自信喪失状態になり、後述する心理面にも悪影響を及ぼすことになりか

ねない。

③前頭葉機能障害

前頭葉の重要な機能の一つである遂行機能は、記憶や注意などの認知機能によって保障される。従って、これらが障害を受けると、行動の際の計画性や状況を見極めた実行、行動した後の正しい反省に支障をきたす。これを遂行機能障害と呼び前頭葉機能障害の一症状である。

真一の場合、計画的な行動を遂行する能力が全く失われている。一例として、自分の気に入った物をすぐに買ってしまい、それほど必要な物ではないため、自室は物だらけで狭くなってしまっているという状態である。それでも反省がないため、いつまでも同様な買物をしてしまう。

また決められた時刻に仕事場に行ったり、作業を順序正しく行うことも不可能である。

乗用車の運転についても、「症候性てんかん」の病名がつき、抗けいれん剤（商品名：ランドセン）を服用しており、いつ痙攣発作が生じるか判らない病態であるにもかかわらず、「自分にとっての生きがいは車の運転」とばかり、両親を無理矢理説得し、反対されても乗るという状況も時にみられていた。現在は、車のキーを父親が本人の手の届かない所に保管しており、担当医師よりドクターストップがかけられ、運転を断念している。

（2）行動、情緒障害

認知障害特に遂行機能障害によって、自らの行動を制御できず、問題行動を引き起こす。また、精神的に破綻したり、抑うつ状態に陥ることもある。行動面や情緒面の障害は、認知障害以上に人間関係や社会生活を困難にする。

徐々に友人や兄弟たちにも相手にされなくなり、どこへ行っても変な目で見られるため、同症状はさらに悪化するという悪循環をき

たしてしまうのである。

真一も、自分の思うように物事が運ばないと、突然怒りだし、物を投げたり、周りの物を壊したり、壁に穴を開けたり、妹や母親を殴ったり、などの「家庭内暴力」に枚挙にいとまがない。電車内など他人がいるような場でも乱暴な言葉を使うことがある。

父親や母親が注意しても、かえって感情がエスカレートし抑えがきかなくなるため、家族も当らず触らずの状態で本人をあまり刺激しないようにしているというのが実情である。

さらに、自発性が欠如し、意欲がなく、自ら何かしようとの発動性がみられることがない。従って、毎日自宅で寝たり起きたりの無為な生活を送っている。ましてや、仕事に従事することはほとんどなく、現在週1回の当院へのリハビリ通院が唯一の「仕事」と言えるほどである。

(略)

6．今後の見通し（日常生活、就労について）

高次脳機能障害は「見えない障害」「見えにくい障害」であると同時に、「治りにくい障害」とも言えるものである。本人の症状の現れが常に社会との接点を持ち、本人を取り囲む社会のあり方が大きく影響するからである。この点、後述する如く、いまだ社会の高次脳機能障害に対する理解が不足しており、このことが真一の病態にも大きく関与していると言える。

真一は現在、当クリニックにおいて毎週1回の集団リハビリを受けている。これは同様な原因により同様な症状を持つ若者十数名が一堂に会し、1回につき5時間の時を共にすることで、互いの人間関係を育むものである。

自分の日常生活上の問題点や友人関係における問題点、社会生活上の問題点を皆の前で語ったり、ノートに記録したりすることで自己認識を高める。また、作業療法士や臨床心理士が、記憶障害や注

意障害に対する補償行動をアドバイスし身につけさせることによって、生活の円滑化を計る。

以上の繰り返しにより、情緒面での安定化を計り、行動面にも反映させていこうという目的を持ったものである。しかし、この成果は目に見えない速度で徐々に積んでいくものであり、いついつまでに目標が達成されるという性格のものではない。一生の課題といっても過言ではないのである。

７．高次脳機能障害に対する社会的認知の遅れ

本人の情緒面の不安定さに強く影響を与えているものの一つに、高次脳機能障害に対する社会的認知の遅れがある。「自分の苦しさを誰も判ってくれない」「自分の存在を誰も理解してくれない」といった人間不信、無力感である。

高次脳機能障害については、頭部外傷や脳卒中後の患者を最も多く診る立場にある私たち脳神経外科医でさえ、全く理解できていないと言わざるを得ない。

曰く、「事故前の性格が明瞭に出てきただけ」「脳卒中で一時的に生じているだけでありそのうちに治る」「命が助かっただけでも幸せであり、少々の後遺症は我慢しなさい」といった形で、本人の深刻な症状と真剣に向き合おうとしていない。

ましてや、最も信頼すべき家族や、学校の教師、職場の上司にしても全く理解できていないため、「何度同じ事を言わせるの」「もう３回目だよ」「さっき言ったばかりじゃないか」といった不用意な言葉をついつい吐き続けてしまう。

これらのことが本人をどんどんと孤立した状態に追いやってしまうのである。

高次脳機能障害については、やっと厚生労働省が、平成13年４月より３年間全国十ヶ所の医療機関においてモデル事業を開始し、行政としてどのような取り組みができるか模索の途についたばかりで

ある。

当然ながら現在はまだ、保険点数として定められた治療法、リハビリテーションの方法があるわけでもなく、取り組んでいる医療機関も皆無に等しい。唯一神奈川と愛知の県立リハビリテーション病院で取り組まれており、関西では当クリニックで施行されているに過ぎない。その結果当クリニックには、関西一円より同障害を持った若者が多数集まってきている。

我が国は戦後、世界に有数な車大国として、車社会が国の経済を支える一助を果たしてきた。しかし、その一方、「交通戦争」とも言うべき社会問題を抱え、多くの犠牲者を生み出したのも事実である。毎年１万人近くの死亡者が出ていることから、最低それと同数の高次脳機能障害者が生み出されていることが予想され、全国で数十万人に至っていると推察される。

かくして、高次脳機能障害の問題は、戦後の日本社会がもたらした大きな社会問題と言うことができよう。政治や司法・行政が責任を持って取り組むべき課題と言えよう。

８．本裁判に関する意見

（１）Ｈ医師意見書に関して

本裁判には多くの医師の意見書・診断書が提出されている。中でも「脳神経外科専門医」であるＨ医師の意見書は、一審の判決において（その結果二審判決でも）大きな影響をもたらしていると思われるので、逐一論評を加えていきたい。

①右下肢の骨折後生じた脂肪塞栓により「脳実質にある程度の器質的損傷を被った」との見解に異論はない。

②自算会において、神経・精神の障害につき第７級との評価がなされていることに対し、真一が平成９年３月22日頭痛で受診した国立大阪病院での神経学的所見に異常がないこと（「対光反射は正常、瞳孔不同なし、視野、眼球運動、知覚や脳神経に異常は認め

られていない。また、脳波は正常、麻痺なども認められず、神経学的異常所見はなしとされている」との記載）から、「第7級という高い後遺症が残存していることについて疑問を持たざるを得ない」としている。その根拠として、「神経科で評価された患者の病態と、脳神経外科診療録に記載された臨床所見との間に乖離があると言わざるを得ず」としている。以上は、前述した如く、脳神経外科医でも高次脳機能障害を知らないことの典型である。高次脳機能障害患者の場合、神経学的所見において異常を示すことはほとんど無い。その精神症状と神経学的所見が一致しないのが高次脳機能障害の特徴とも言えるものである。

従ってH医師のように、一致していないから（臨床上異常所見が無いから）もっと後遺症害の等級が軽いはずだ、とするのは100％の誤りである。

③H医師は、以上のように高次脳機能障害を全く理解していないまま、「意見書」という人の一生にかかわる文書を提出してしまっている。不幸にもそれが判決を大きく左右したとすれば、H医師は重大な過ちを犯したと言われても仕方がないであろう。

（2）一審判決について

①H医師意見書を全面的に採用したことについては、前述の通り、100パーセントの間違いである。

②国立大阪病院入院中の真一の言動に特に問題がなかったことは、高次脳機能障害と矛盾しない。

③尋問中の一般的な会話・質問に対して特に問題なく答えられたことについても、高次脳機能障害があっても可能であり、かなり意識的に聞かない限り、症状は明確に現れない。

④記憶障害があっても、一般に手続記憶と言われる「体で覚えたこと」は忘れない場合が多い。従って、高次脳機能障害はあっても車の運転を行うことは手技上は可能である。

⑤しかし、車の運転が可能なことと、それを即仕事に応用できることは同義ではない。「○○の所に配達に行ってくれ」と言われても、○○が誰であったか思い出せなかったり、○○の住所がどこだったか思い出せないことが多い。また配達途中で誰の所に行く予定だったか判らなくなることもある。ましてや、一度に複数の所への配達を言いつけられるとパニックを生じてしまう。
⑥真一の労働能力喪失は20%とされているが、父親がやっている電器店の手伝いの実態が㈭に記した通りの状態である。ましてや、現在の真一を雇って働かせてくれる所が果たしてあるであろうか。幸い職場が見つかっても、記憶障害・注意障害により1週間も経てば解雇されるのがおちである。従って、真一の労働能力は100パーセント近く喪失していると言っても言い過ぎではなく、それを50パーセント程度までに引き上げてくれるものがあるとしたら、それは唯一社会が高次脳機能障害を真に理解した時に他ならないのである。

（3）二審判決について

①IQ検査の結果について「作為や恣意が入る余地がある」として、そのまま受け取るわけにはいかない旨主張されている。しかし、真一が受けたIQ検査（WAIS-R）の結果は以下のように推移している。

	言語性IQ	動作性IQ	全IQ
平成8年2月5日	76	判定不能	51
平成9年3月17日	76	59	64
平成12年1月7日	77	72	72
平成12年6月20日	78	63	69

以上の数値の推移をみても、それほど不自然なバラツキはみられず、4年間にわたってほぼ一定の状態で推移し（動作性IQのみやや改善）、ほぼ境界領域の状態である（全IQ：90～109……

普通、80～89……普通の下、70～79……境界線、60以下……精神薄弱)。従って「作為や恣意が入る余地がある」とするのは何の根拠もない決めつけである。

②それ以外については、一審判決と同様の過ちを犯しており、前述した通りである。

（４）全体を通して

高次脳機能障害についてはいまだ社会的認知が得られているとは言い難く、今後の社会的課題と言うべきものである。全国に高次脳機能障害を負った本人や家族の会も徐々に立ち上がっており、長い間暗闇であった所にやっと薄日がさし込んできたとも言えるのである（これまで高次脳機能障害のために、家庭崩壊を経験したり、一家心中を覚悟したりした家族は多い)。

本裁判はこのような情況において極めて重要な位置を持つものであり、もし一審判決や二審判決がそのまま確定するとすれば、時代の流れに大きく逆行するものであると言わざるを得ない。

裁判を始めとして社会的に少しでも理解が深まることが、交通事故で被害を受けた高次脳機能障害の若者たちを救済し、社会参加させていく唯一の道であることを是非理解していただきたい。

平成13年（2001年）11月15日

やまぐちクリニック*　院長
脳神経外科　山口　研一郎

*やまぐちクリニック
〒631-0033 奈良市あやめ池南1-1-14　1階
電話　0742-52-6225　　FAX 0742-52-6226

●資料3　自賠責保険関連資料

I　高次脳機能障害と関連すると思われる後遺症等級表と高次脳機能障害への当てはめ

1級	『神経系統の機能又は精神に著しい障害を残し、常に介護を要する』
	【めやす】身体機能は残存しているが、高度の認知障害があるために生活維持に必要な身の回り動作に全面介護を要する
2級	『神経系統の機能又は精神に著しい障害を残し、随時介護を要する』
	【めやす】著しい判断力の低下や情動の不安定があり、一人では外出する事が出来ず、日常の生活範囲は自宅内に限定されている。身体動作的には排泄、食事などの活動を行うことが出来ても、生命維持に必要な身辺動作に家族からの声掛けや監視を欠かすことが出来ない程度
3級	『神経系統の機能又は精神に著しい障害を残し、終身労務に服することができない』
	【めやす】自宅周辺を一人で外出できるなど、日常の生活範囲は自宅に限定されていない。また声掛けや、介助なしでも日常の動作を行える。しかし、記憶や注意力、あたらしいことを学習する能力、障害の自己認識、円滑な対人関係維持能力などに著しい障害があって、一般就労がまったくできないか、困難とされる程度
5級	『神経系統の機能又は精神に著しい障害を残し、特に軽易な労務以外の労務に服する事ができないもの』
	【めやす】単純繰り返し作業などに限定すれば、一般就労も可能。但し新しい作業を学習できなかったり、環境が変わると作業を継続できなくなるなどの問題がある。このため、一般人に比較して作業能力が著しく制限されており、終了の維持には職場の理解と援助を欠かす事ができない程度
7級	『神経系統の機能又は精神に障害を残し、軽易な労務以外に服することができないもの』
	【めやす】一般就労を維持できるが、作業の手順が悪い、約束を忘れる、ミスが多いなどのことから一般人と同等の作業を行う事ができない程度

９級	『神経系統の機能又は精神に障害を残し、服することができる労務が相当な程度に制限されるもの』
	【めやす】一般就労を維持できるが、問題解決能力などに障害が残り、作業の効率や作業維持力などに問題ある

Ⅱ　請求手続きに必要な書類

必　要　書　類	作　成　者
保険金（共済金）・損害請求額請求書	請求者自身（代筆でも可）
交通事故証明書（人身）	自動車安全運転センター
事故発生状況報告書	請求者自身（代筆でも可）
診断書（事故発生から治療終了まで）	診察した医師
後遺障害診断書（症状固定後）	診察した医師
頭部の画像審査資料（CT・MRI等）	治療を受けた医療機関
診療報酬明細書	治療を受けた医療機関
通院交通費明細書	請求者自身（代筆でも可）
請求者の印鑑証明書	印鑑登録をした区市町村

Ⅲ　審査の流れと不服審査

脳外傷による高次脳機能障害の症例については、特定事案として、専門医等を構成員とする「高次脳機能障害審査会」を損保料率機構（旧・自算会）に設け、提出された各種書類をもとに審査、判定する。

審査結果に不服がある場合は、さらに自賠責保険後遺障害再審査会で審査する。

Ⅳ　時効について

被害者請求権は、症状固定日の翌日から２年間で時効により消滅し、また加害者請求権は損害賠償金を支払った翌日から２年間で時効で消滅するので、注意が必要。

V　損保料率機構（旧・自算会）

損害保険料率算出機構（略称：損保料率機構）

〒101-0054　東京都千代田区神田錦町1丁目9番地

電話　03-3233-4141　　FAX 03-3295-9296

ホームページ　http://www.nliro.or.jp/

●資料４　交通事故損害賠償請求裁判（民事訴訟）の主な争点

治療費	休業損害	慰謝料	逸失利益※注①	介護料※注②	その他

実際の賠償支払額	中間利息控除※注③	過失割合による相殺

（図中の各項目の比率は、個々のケースにより大きく異なる）

注①　逸失利益　事故による被害がなければ得られたはずの利益（収入）。

就労終期（何歳まで働けるとするか）は通常「67歳」とされているが、『加害者天国ニッポン』の著者、松本誠氏は、平均余命が延びている実態に即し「77歳と主張すべき」と提言している。

また、労働能力喪失割合の算定も大きな要素となり、高次脳機能障害の実態を正確に反映させることが重要である。今井浩弥さんの裁判（資料編53ページ、資料５参照）では、高次脳機能障害を初めて認定し、労働能力喪失割合を100％とする画期的な判決が出された。

注②　介護料の認定　従来は、職業的介護人で１日10,000円程度、家族介護費6,000円程度とされてきた。しかし、実状に合わない低額評価が争われ、桑山敦至君（「若者と家族の会会長・桑山雄次氏の子息）の裁判で、2002年５月29日、「家族介護１日14,000円、職業的介護人介護15,600円」という画期的な判決が出た。さらに大阪地裁岸和田支部で、別の裁判で2002年７月30日に「介護料として、看護師とヘルパーの２人分、

1日20,000円が必要」との判決が出た。

注③　**中間利息控除**　損害賠償支払いは、労働終期までの収入を立て替え払いし、その間の利息分を控除するという想定となっており、その利率は従来「年利５％」とされ、ライプニッツ係数と呼ばれる複利計算が適用されてきた。しかし、昨今の低金利の実態に即し、松本誠氏は「２％と計算すべきである」と主張している。

●資料５　重要事項の新聞報道

【今井浩弥さんの民事裁判で、高次脳機能障害を初認定】

高次脳機能障害を認め、賠償命じる　大阪地裁

〔毎日新聞、2002年5月29日付〕

大阪府池田市の元アルバイト男性（38）が、シャッターに頭を打ち付けられるなどした結果、脳に障害が残ったとして損害賠償を求めた訴訟で、大阪地裁は28日、原告側が主張していた「高次脳機能障害」を認め、加害者の男性（39）に4000万円の賠償を命じる判決を言い渡した。同障害は事故や病気で脳神経のつながりが切れた結果起こるとされるが、外見からは判断が難しい。患者団体などによると、同障害で損害が認められた判決は初めてという。判決によると、被害男性は97年11月、兵庫県西宮市内の路上で通りがかりの男性から暴行を受け、脳出血や頭の骨を折るなどの大けがを負った。その後、記憶力、注意力が大きく低下し、食事の際に自分の置いたスプーンの位置を忘れるなど生活に支障が出た。被害男性側は、意識は正常だが、注意力や持続力がないため仕事につくこともできない――と主張。これに対し、加害者側は「高次脳機能障害は脳神経外科学会で認知されておらず、賠償の根拠とならない」と反論していた。

判決で山下寛裁判長は「暴行により高次脳機能障害と称される障害を負った」としたうえで、「原告の症状の下では現代社会での稼働が可能とはいえず、労働能力を100％喪失した」と認定、賠償を命じた。

この事件をめぐっては、加害者の男性が傷害罪に問われ、既に執

行猶予付きの有罪判決が確定している。

患者団体「頭部外傷や病気による後遺症を持つ若者と家族の会」（桑山雄次会長）の大久保康子さんは「高次脳機能障害は『隠れた障害』で苦労が多い。裁判で認められた意義は大きい」と話した。

【野原靖】

名古屋市総合リハビリテーションセンター臨床心理士の阿部順子さんの話

交通事故の場合は昨年から自賠責保険に高次脳機能障害の認定基準が新設されたが、暴行被害で損害賠償が認められたのは意義深い。患者団体では身体障害として法的に認めてほしいと国に要請しており、判決で症状に対する理解がさらに深まればと思う。

【岡山地裁でも高次脳機能障害認定の判決】

交通事故男性の高次脳機能障害を認定　加害者に損害賠償命令

（毎日新聞、2002年7月11日付）

交通事故で深刻な記憶障害や人格変化などの高次脳機能障害になったとして倉敷市内の男性（20）と両親が、加害者の市内の女性（26）に約１億1000万円の損害賠償を求めた裁判で、岡山地裁倉敷支部（中川博文裁判官）は10日までに、「高次脳機能障害で安定的な就労が困難になった」として、約7200万円の支払いを命じる判決を出した。訴訟で同障害が認定されるのは珍しいという。

判決によると、男性は中学生時代の97年５月、市内の市道交差点を自転車で走行中、女性の乗用車にはねられ頭などを強打、一時、意識不明になった。身体的後遺症のほか、興奮しやすく暴力的になったり、知能と記憶力の低下、近時記憶障害、集中力低下などの高次

脳機能障害が残った。

被告側は「身体的症状が比較的軽微で、自動車保険料算定会が認定した後遺障害等級５級が賠償の算定基準」と主張。判決は「円滑な対人関係維持能力に著しい障害があり、社会生活適応に多大な支障があるうえ、回復の可能性は大変低い」として「３級が相当」と認定した。

【小林一彦】

●資料6　高次脳機能障害、遷延性意識障害、当事者団体

●脳外傷友の会

名　　称	住所・代表者・電話・ホームページ
日本脳外傷友の会（各地の脳外傷友の会連合体）	〒259-1217　神奈川県平塚市長持221-1　東川方 会長・東川悦子 TEL/FAX（0463）31-7676 http://www.jtbia.org
脳外傷友の会「コロポックル」	〒062-0051　北海道札幌市豊平区月寒東1条17丁目5-39 会長・中野匡子 TEL（011）858-5600　FAX（011）858-5696 http://www.f3.dion.ne.jp/~koropo/
脳外傷友の会「コロポックル」道東支部	〒080-0010　北海道帯広市大通南12 サンバリエビル3F 新田泰子 TEL/FAX（0155）24-6974
脳外傷友の会「コロポックル」道北支部	〒070-0831　北海道旭川市旭町1条19丁目2156-21 谷口昌江 TEL（0166）53-4568　FAX（0166）53-8444 http://homepage3.nifty.com/naozoh/
脳外傷友の会「コロポックル」道南支部	〒040-0052 北海道函館市大町6-15 代表・村上峯子 FAX（0138）22-6188
脳外傷友の会「イーハトーブ」	〒020-0015　岩手県盛岡市本町通3-19-1 岩手県福祉総合相談センター内 会長　堀間幸子 TEL（019）629-9613　FAX（019）629-9619
脳損傷友の会「いばらき」	〒319-0301　茨城県東茨城郡内原町田島133 もちの木作業所内 TEL/FAX（029）257-0020
脳外傷友の会「さいたま」	〒355-0155　埼玉県比企郡吉見町北吉見1693-4 三上方 会長・三上紀男 TEL/FAX（0493）54-8666
NPO 法人 脳外傷友の会「ナナ」	〒225-0022　神奈川県横浜市青葉区黒須田26-24 大塚方 理事長・大塚由美子 TEL/FAX（045）973-4837

名　　称	住所・代表者・電話・ホームページ
脳外傷友の会 「ナナ」東京支部	〒152-0034　東京都目黒区緑が丘1-15-7 板野遵三郎 TEL（03）3717-7286　FAX（03）5701-7246
脳外傷友の会 「高志」（富山）	〒933-0312 富山県高岡市大源寺新町1-100 会長・吉久恵子 TEL/FAX（0766）31-1508
脳外傷友の会 「信州」	〒382-0077　長野県須坂市北横町1310-1 会長・上原正巳 TEL/FAX（026）242-4165
脳外傷友の会 「しずおか」	〒421-0217　静岡県志太郡大井川町上泉707-57 会長・滝川八千代 TEL/FAX（054）622-7405
脳外傷友の会 「みずほ」	〒467-0035 愛知県名古屋市瑞穂区弥富町 月見ヶ丘56　エステート八事B-11 会長・柴田榮機 TEL/FAX（052）836-6046 http://www.hat.hi-ho.ne.jp/nagoya-mizuho/
脳外傷友の会 「みずほ」 岐阜支部	〒501-0222　岐阜県穂積市別府136-1 支部長・西村憲一 TEL/FAX（058）326-5708
脳外傷友の会 「みずほ」 三重支部	〒512-0921 三重県四日市市尾平町3772-6 代表・古謝由美 TEL/FAX（0593）32-7729
脳外傷友の会 「しが」	〒526-0124　滋賀県東浅井郡びわ町早崎1144 酒井方 会長・酒井助太郎 TEL/FAX（0749）72-2554
奈良脳外傷友の会 「あすか」	〒636-0311　奈良県磯城郡田原本町八尾62-5 大久保方 会長・大久保康子 TEL/FAX（07443）3-5980
NPO法人おかやま 脳外傷友の会 「モモ」	〒701-1145　岡山市横井上1571-10清水方 会長・清水正紀 TEL/FAX（086）294-1385 http://www010.upp.so-net.ne.jp/tbi-momo/

名　　称	住所・代表者・電話・ホームページ
脳外傷友の会広島「シェイキング・ハンズ」	〒738-0053　広島県廿日市市阿品台5-26-2 浜田方 会長・浜田小夜子 TEL/FAX（0829）39-3789
脳外傷友の会「らぶ」	〒690-0860　島根県松江市西法吉町3－8 会長・筆谷信子 TEL/FAX（0852）21-7057
NPO法人「脳外傷友の会・高知青い空」	〒780-8063　高知市朝倉丙435-12 代表・片岡治貞 TEL/FAX（088）843-8605
NPO法人脳外傷・ぷらむ	〒818-0059　福岡県筑紫野市塔原東3-2-5 牛島かつ子方 理事長・小南雅稔 TEL/FAX（092）928-7878 http://jde.jp/plum/
脳外傷友の会「おおいた」	〒870-0873　大分市高尾台1丁目11-8 会長・萱嶋陸明 TEL/FAX（097）546-2755
脳損傷友の会「沖縄ゆい」	〒901-2206　沖縄県宜野湾市愛知349番地 事務局・糸数悦子 TEL/FAX（098）892-1257

●その他の当事者団体

名　　称	住所・代表者・電話・ホームページ
全国遷延性意識障害者・家族の会	〒152-0034　東京都目黒区緑が丘1-23-9　藤井方 TEL/FAX（03）3723-7275 メール　kuwayu@gold.ocn.ne.jp
宮城県ゆずり葉の会	〒981-3212　宮城県仙台市泉区長命ヶ丘6丁目 13-17-202 沼田　孝市
茨城県遷延性意識障害患者家族の会「希望の会」	〒319-1106　茨城県那珂郡東海村大字白方 1725-6 会長・関田正光 http://www2.odn.ne.jp/aau81720/
高次脳機能障害者家族会・ぐんま	〒370-0805　群馬県高崎市台町38-5 事務局・木村美栄 TEL/FAX（027）324-0873

資料6　高次脳機能障害、遷延性意識障害、当事者団体

名　　称	住所・代表者・電話・ホームページ
交通事故後遺障害者家族の会・意識障害部会	〒277-0913　千葉県東葛飾郡沼南町五條谷307-29 佐藤　則男
頭部外傷など重度後遺障害者と家族の会「わかば」	〒154-0016　東京都世田谷区弦巻1-13-7 横山　恒
高次脳機能障害者と家族の会	〒158-0083　東京都世田谷区奥沢7-15-6 今井雅子 TEL（03）3704　FAX（020）4665-3619
高次脳機能障害若者の会「ハイリハ東京」	〒168-0063 東京都杉並区和泉3-30-7 事務局長・小沢京子 TEL（03）3321-6478　FAX（03）3321-6907 http://www.hirehatokyo.com/
高次脳機能障害を考える「サークルエコー」	〒201-0013　東京都狛江市元和泉2-7-1 田辺和子方 代表・塚下枝利子 TEL/FAX（03）3430-8937 http://www.circle-echo.com/
高次脳機能障害者のつどい「調布ドリーム」	〒182-0036　東京都調布市飛田給1-13-5 矢田千鶴子 TEL/FAX（0424）83-5136 http://www.chofudream.com/
高次脳機能障害者と家族の会「かつしか」	〒124-0014　東京都葛飾区東四つ木3-47-12 山嵜さかえ TEL（03）3694-0234　FAX（03）3694--0299
NPO法人交通事故後遺障害者家族の会「koisyo」	〒183-0031　東京都府中市西府町1-38-3 北原浩一 TEL/FAX（042）361-7386 http://www.koisyo.com/
高次脳機能障害者の自主グループ「コージーズKozy's」	〒154-0002　東京都世田谷区下馬2-20-14 世田谷ボランティア協会内 植田祐二 TEL（03）5712-5105　FAX（03）3410-3813
高次脳機能障害若者の会「メビウスのWA!!」	〒185-0004　東京都国分寺市新町2-16-22 広美真弓 TEL/FAX（042）329-3868

名　　称	住所・代表者・電話・ホームページ
高次脳機能障害・横浜友の会「はばたきの会」	〒245-0016 神奈川県横浜市泉区和泉町7315-31 会長・開（ひらき）信子 TEL/FAX（045）941-8738（長井）
山梨県遷延性意識障害患者・家族の会「木の芽の会」	〒408-0033 山梨県北杜市長坂町白井沢3615-6 千野　廣
脳外傷友の会「スワン」	〒950-0821 新潟県新潟市岡山200-24 代表・石井祐子 TEL/FAX（025）277-9602
高次脳機能障害を考える「サークルフレンズ」	〒489-0987 愛知県瀬戸市西山町1-60-20 代表・豊田幸子 TEL/FAX（0561）82-1498
頭部外傷や病気による後遺症を持つ「若者と家族の会」	〒631-0033 奈良県奈良市あやめ池南1-1-14 三青園4階 会長・大久保光人 TEL/FAX（0742）51-7080 http://www.prudentia.net/wakamono/
NPO法人 中途障害者情報センター	〒631-0033 奈良県奈良市あやめ池南1-1-14 三青園4階 理事長・桑山雄次 TEL/FAX（0742）51-7080
NPO法人おおさか脳損傷サポートセンター	〒556-0022 大阪市浪速区桜川4-9-27 理事長　赤松　昭 TEL/FAX（06）6562-0031
頭部外傷や病気による後遺症を持つ方と家族の会・広島「さくらんぼ会」	〒732-0053 広島県広島市東区若草町11-27 会長・大畑俊平 TEL（082）262-1085 http://ww4.tiki.ne.jp/yhob99/
高次脳機能障害者家族会	〒683-0834 鳥取県米子市内町122「しえすた」 会長・森田多賀枝 TEL（0859）37-6260　FAX（0859）38-9860

●関連団体が運営する作業所・デイサービス

名　　称	住所・代表者・電話・ホームページ
コロポックル帯広	〒080-0010 北海道帯広市大通南12 サンバリエビル3F TEL（0150）20-5600　FAX（0150）20-3173

名　　称	住所・代表者・電話・ホームページ
コロポックル道北	〒070-0830　北海道旭川市旭町1-19-2156-21 TEL（0166）53-4568　FAX（0166）53-8444
クラブハウス コロポックル	〒062-0051　北海道札幌市豊平区月寒東1条 17丁目5-392F TEL（011）858-5600　FAX（011）858-5696
コロポックル レディス	〒005-0006　北海道札幌市澄川6条11丁目22-12 TEL/FAX（01）582-7900
コロポックル 道南支部	〒040-0052　北海道函館市大町6-15 代表・村上峯子 FAX/（0138）22-6188
すてっぷ　ナナ	〒224-0041　神奈川県横浜市都筑区仲町台 5-2-25003号 TEL/FAX（046）949-1765
高志（富山）	〒939-8123　富山市関77 TEL/FAX（076）429-7558
みずほ　みかんやま	〒467-0035　名古屋市瑞穂区弥富町月見が丘56 エステート八事B11 TEL/FAX（052）836-6046
工房・笑い太鼓	〒440-0047　愛知県豊橋市東田仲の町57 TEL/FAX（0532）63-6644
岡崎サンライズ	〒444-0834　愛知県岡崎市柱町2-10-7 TEL/FAX（0562）52-7785
かけはし西岐阜	〒500-8381　岐阜市市橋11-12 TEL/FAX（058）277-6113
工房かたつむり	〒710-0004　岡山県倉敷市西坂1709 TEL/FAX（086）294-9700
シェイキングハンズ	〒731-5157　広島市佐伯区観音台3-5-1 TEL/FAX（082）943-9303

●グループホーム

名　　称	住所・代表者・電話・ホームページ
豊橋笑い太鼓	〒440-0016　愛知県豊橋市牛川町字北台2-5 TEL（0532）55-4532

●資料7　高次脳機能障害支援モデル事業、地方拠点病院

	病院名	住所・電話・ホームページ
北海道	北海道大学医学部付属病院	〒060-8648　札幌市北区北14条西5丁目 TEL(011)716-1161 http://soi.med.hokudai.ac.jp/
宮城県	東北厚生年金病院	〒983-8512　仙台市宮城野区福室1丁目12番1号 TEL(022)259-1221　FAX(022)259-1232 http://www.tohoku-knhp.ne.jp/
埼玉県	埼玉県総合リハビリテーションセンター	〒362-8567　埼玉県上尾市西貝塚148-1 TEL(048)781-2222　FAX(048)781-1552 http://www.pref.saitama.jp/A04/BL01/rihasen/
千葉県	千葉県千葉リハビリテーションセンター	〒266-0005　千葉市緑区誉田町1丁目45番2 TEL(043)291-1831　FAX(043)291-1857 http://www.hosp.pref.chiba.jp/reha/
神奈川県	社会福祉法人神奈川総合リハビリテーション事業団・神奈川リハビリテーション病院	〒243-0121　神奈川県厚木市七沢516 TEL(046)249-2503　FAX(046)249-2502 http://www.kanagawa-rehab.or.jp/kanariha-hp/
岐阜県	特定医療法人厚生会木沢記念病院	〒505-8503　岐阜県美濃加茂市古井町下古井590 TEL(0574)25-2181　FAX(0574)26-2181 http://www.kizawa.or.jp/
愛知県	名古屋市総合リハビリテーションセンター	〒467-8622　名古屋市瑞穂区弥富町字密柑山1番地の2 TEL(052)835-3811　FAX(052)835-3745 http://www.japan-net.ne.jp/~nrc/
三重県	三重県身体障害者総合福祉センター	〒514-0113　三重県津市一身田大古曽670-2 TEL(059)231-0155　FAX(059)231-0356 http://www.ztv.ne.jp/sinsyo-m/
	松阪中央総合病院	〒515-0818 三重県松阪市川井町字小望102 TEL(0598)21-5252　FAX(0598)21-9555 http://www.jamie.or.jp/jahospital/1_mch/
	藤田保健衛生大学七栗サナトリウム	〒514-1257 三重県久居市大鳥町向廣424-1 TEL(059)252-1555　FAX(059)252-1383 http://www.fujita-hu.ac.jp/HOSPITAL4/

大阪府	大阪府立身体障害者福祉センター	〒590-0808　大阪府堺市旭ヶ丘中町4丁3番1号 TEL(072)244-8000　FAX(072)241-8721 http://www.pref.osaka.jp/shogaifukushi/shinsho_center/
岡山県	川崎医科大学付属病院	〒701-0192　岡山県倉敷市松島577 TEL(086)462-1111　FAX(086)462-7897 http://www.kawasaki-m.ac.jp/hospital/hospital.htm/
広島県	広島県身体障害者リハビリテーションセンター	〒739-0036　広島県東広島市西条町田口295-3 TEL(0824)25-1455
福岡県	久留米大学病院	〒830-0011　福岡県久留米市旭町67番地 TEL(0942)31-7610　FAX(0942)32-5916 http://www.med.kurume-u.ac.jp/med/hosp/main/
(統括)	国立身体障害者リハビリテーションセンター	〒359-8555　埼玉県所沢市並木4丁目1番地 TEL(042)995-3100　FAX(042)995-3102 http://www.rehab.go.jp/

●資料8　日弁連交通事故相談センター全国相談所一覧

（※は市役所内　　◎は示談の斡旋を行っている相談所）

相談所名	所　在　地	電話番号
◎ 本 部	〒100-0013　千代田区霞ヶ関1-1-3 弁護士会館内14階	案内 03(3581)4724 相談 03(3580)1892
◎ 札 幌	〒060-0000　札幌市中央区南大通西10　南大通ビル7階	011(251)7730 相談 011(242)5225
室　蘭	〒050-0081　室蘭市日の出町1-18-29弁護士会支部内	0143(44)6614
函　館	〒040-0031　函館市上新川町1-8 弁護士会内	0138(41)0232
旭　川	〒070-0901　旭川市花咲町4 弁護士会内	0166(51)9527
釧　路	〒085-0824　釧路市柏木町4-7 弁護士会内	0154(41)0241
青　森	〒030-0861　青森市長島1-3-26 弁護士会内	0177(77)7285
岩　手	〒020-0023　盛岡市内丸9-1 弁護士会内	0196(51)5095
◎ 仙 台	〒980-0811　仙台市青葉区一番町1-17-20　グランドメゾン片平3階 弁護士会内	022(223)7811
秋　田	〒010-0951　秋田市産能7-1-1 弁護士会内	0188(62)2103
◎ 山 形	〒990-0042　山形市七日町3-1-9 三浦記念山形市商工会館4階	0236(35)3648
酒　田	〒998-0043　※酒田市本町2-2-45	0234(22)5111
鶴　岡	〒998-0035　鶴岡市馬場町11-63 鶴岡産業会館内	0236(35)3648
福　島	〒960-8112　福島市花園町5-45 弁護士会館内	0245(34)2334
郡　山	〒963-8876　郡山市麗山1-2-26 弁護士会支部内	0249(22)1846
水　戸	〒310-0062　水戸市大町2-2-75 弁護士会内	029(221)3501

資料8　日弁連交通事故相談センター全国相談所一覧

相談所名	所　在　地	電話番号
◎ 栃木	〒320-0036　宇都宮市木幡2-7-13 弁護士会内	028(622)2008
◎ 前橋	〒371-0026　前橋市大手町3-6-6 弁護士会内	027(234)9321
太田	〒373-0011　太田市浜町3-6 太田商工会議所会館2階	0276(46)4824
◎ 埼玉	〒336-0011　浦和市高砂4-7-20 弁護士会内	048(863)5255
◎ 千葉	〒260-0013　千葉市中央区中央 4-13-12　弁護士会内	043(227)8431
◎ 東京	〒100-0013　千代田区霞ヶ関1-1-3 弁護士会館3階	03(3581)1782 相談 03(3581)1770
八王子	〒192-0051　※八王子市元本郷町 3-24-1	0426(26)3111
立川	〒190-0022　※立川市西紀町3-2-26	0425(23)2111
武蔵野	〒180-0012　※武蔵野市緑町2-2-28	0422(51)5131
三鷹	〒181-0014　※三鷹市野崎1-1-1	0422(45)1151
青梅	〒198-0042　※青梅市東青梅1-11-1	0428(22)1111
府中	〒183-0022　※府中市宮西町2-24	0423(64)4111
昭島	〒196-0015　※昭島市昭和町4-7-21	0425(44)5111
調布	〒182-0026　※調布市小島町2-35-1	0424(81)7111
町田	〒194-0021　※町田市中町1-20-23	0427(22)3111
小平	〒187-0032　※小平市小川町2-1333	0423(41)1211
日野	〒191-0016　※日野市神明1-12-1	0425(85)1111
東村山	〒189-0014　※東村山市本町1-2-3	0423(95)5111
国分寺	〒185-0003　※国分寺市戸倉1-6-1	0423(25)0111
国立	〒186-0003　※国立市富士見台 2-47-1	0425(76)2111
田無	〒188-0012　※田無市南町5-6-13	0424(64)1311
保谷	〒202-0013　※保谷市中町1-5-1	0424(21)2525
福生	〒197-0022　※福生市本町5	0425(51)1511
狛江	〒201-0003　※狛江市泉本町1-1-5	03(3430)1111
武蔵村山	〒208-0004　※武蔵村山市本町1-1-1	0425(65)1111

相談所名	所　在　地	電話番号
東大和	〒207-0015　※東大和市中央3-930	0425(63)2111
清　瀬	〒204-0033　※清瀬市中里5-842	0424(92)5111
東久留米	〒203-0053　※東久留米市本町3-3-1	0424(70)7777
多　摩	〒206-0012　※多摩市貝取1724	0423(75)8111
稲　城	〒206-0802　※稲城市東長沼2111	0423(78)2111
あきる野	〒197-0814　※あきる野市二宮350	0425(58)1111
羽　村	〒205-0003　※羽村市緑ヶ丘5-2-1	0425(55)1111
小金井	〒184-0004　※小金井市本町6-6-3	0423(83)1111
◎横浜	〒231-0021　横浜市中区日本大通り9 弁護士会内	045(211)7700
山　梨	〒400-0032　甲府市中央1-8-7 弁護士会内	0552(35)7202
長　野	〒380-0846　長野市旭町1108 弁護士会内	026(232)2104
松　本	〒390-0873　松本市丸の内10-35 弁護士会支部内	0263(359)8501
◎新潟	〒951-8126　新潟市学校町通一番町1　弁護士会内	025(222)3765
長　岡	〒940-1151　長岡市三和3-9-28 弁護士会支部内	0258(35)8373
三　条	〒955-0047　三条市東三条2丁目15-20 新潟県労働金庫三条支店内	025(222)3765
上　越	〒943-0892　上越市寺町2-14-17 上越高陽会館内	025(222)3765
村　上	〒958-0837　村上市三之町1-6 クリエート村上内市民相談係	0254(53)2111
富　山	〒939-8202　富山市西田地方町2-7-5　弁護士会内	0764(21)4811
金　沢	〒920-0937　金沢市丸の内7-2 弁護士会内	076(221)0242
福　井	〒910-0019　福井市春山1-1-1 弁護士会内	0776(23)5355
◎岐阜	〒500-8811　岐阜市端詰町22 弁護士会内	058(265)0020

相談所名	所　在　地	電話番号
静　岡	〒420-0853　静岡市追手町10-80 弁護士会内	054(252)0008
沼　津	〒410-0832　沼津市御幸町21-1 弁護士会支部内	0559(31)1848
浜　松	〒432-8023　浜松市鴨江2-1-3	053(455)3009
富士川	〒421-3305　庵原郡富士川町岩渕 855-39　富士川町中央公民館内	0548(81)2333
吉　田	〒421-0301　榛原郡吉田町住吉92-1 吉田町老人福祉会館内	0548(32)1111
掛　川	〒436-0079　※掛川市掛川1141-1	0537(22)2111
菊　川	〒439-0006　小笠郡菊川町堀之内70-1 菊川老人福祉センター内	0537(35)3724
三　島	〒411-0854　※三島市北田町4-47	0559(75)3111
◎名古屋	〒460-0001　名古屋市中区三の丸 1-4-2　弁護士会内	052(221)7097
豊　橋	〒440-0884　豊橋市大国町110 弁護士会支部内	0532(52)5946
岡　崎	〒444-0875　岡崎市竜美西2-1-12 やすらぎビル2階　弁護士会支部内	0564(54)9449
三　重	〒514-0032　津市中央3-23 弁護士会内	059(228)2232
滋　賀	〒520-0051　大津市梅林1-3-4 弁護士会内	0775(22)2013
京　都	〒604-0000　京都市中京区富小路通 丸太町下ル　弁護士会内	075(231)2335
◎大阪	〒530-0047　大阪市北区西天満 4-6-8　弁護士会分館 市民法律センター内	06(6364)8289
阿倍野	〒545-0052　大阪市阿倍野区阿倍野筋 3-10-1　あべのベルタ240号室	06(6631)1228
門　真	〒571-0055　※門真市中町1-1	06(6902)1231
茨　木	〒567-0888　※茨木市駅前3-8-13	0726(22)8121
神　戸	〒650-0016　神戸市中央区橘通 1-4-3弁護士会内	078(341)7061

相談所名	所　在　地	電話番号
尼　崎	〒660-0051　※尼崎市東七松町 1-23-1	06(6489)6404
明　石	〒673-0883　※明石市中崎1-5-1	078(912)1111
◎奈良	〒630-8213　奈良市登大路町5 弁護士会内	0742(22)2035
南　和	〒637-0004　五條市今井町2-212-1 ナントビル2階 弁護士会南和法律相談センター内	07472(3)5234
和歌山	〒640-8144　和歌山市四番町5 弁護士会内	0734(22)4580
鳥　取	〒680-0011　鳥取市東町2-223 弁護士会内	0857(22)3912
米　子	〒683-0826　米子市西町62 弁護士会支部内	0859(22)2205
島　根	〒690-0886　松江市母衣町68 弁護士会内	0852(21)3225
石　見	〒697-0026　浜田市田町116-12 浜田市田町分室 石見法律相談センター内	0855(22)4514
岡　山	〒700-0807　岡山市南方1-8-29 弁護士会内	086(223)4401
倉　敷	〒710-0051　倉敷市幸町3-33 倉敷弁護士室内	086(422)0478
津　山	〒708-0051　津山市椿高下52 津山弁護士室内	0868(22)0464
井　笠	〒714-0087　笠岡市六番町1-10 笠岡市民会館内	086(234)1811
広　島	〒730-0011　広島市中区基町6-27 広島そごう新館6階　弁護士会内	082(225)1600
呉	〒737-0811　呉市西中央4-1-46	0823(24)6755
尾　道	〒722-0014　尾道市新浜町1-12-4	0848(22)4237
福　山	〒720-0031　福山市三吉町1-7-1	0849(23)1798
山　口	〒753-0045　山口市黄金町2-15 弁護士会内	0839(22)0087
下　関	〒750-0006　※下関市南部町1-1	0832(31)1111

資料8　日弁連交通事故相談センター全国相談所一覧

相談所名	所　在　地	電話番号
高　松	〒760-0023　高松市寿町2-3-11 高松丸太ビル9階　弁護士会内	0878(22)3693
◎愛媛	〒790-0001　松山市一番町4-1-5 弁護士会内	089(941)6279
◎高知	〒780-0928　高知市越前町1-5-7 弁護士会内	0888(72)0324
◎福岡	〒810-0004　福岡市中央区渡辺通 5-23-8　サンライトビル3階	092(741)3208
◎北九州	〒803-0816　北九州市小倉北区金田 1-4-2　弁護士会部会内	093(561)0360
久留米	〒830-0021　久留米市篠山町12-3 パークノヴァ久留米中央307 久留米法律相談センター内	0942(30)0144
飯　塚	〒820-0004　飯塚市新立岩4 クレイン3ビル5階 飯塚法律相談センター内	0948(28)7555
◎佐賀	〒840-0833　佐賀市中の小路4-16 弁護士会内	0952(24)3411
長　崎	〒850-0875　長崎市栄町1-25 長崎ＭＳビル4階　弁護士会内	095(824)3903
佐世保	〒857-0805　佐世保市光月町9-4 弁護士会支部内	0956(22)9404
◎熊本	〒860-0078　熊本市京町1-13-11 弁護士会内	096(325)0913
大　分	〒870-0046　大分市荷揚町7-15 弁護士会内	0975(36)1458
宮　崎	〒880-0803　宮崎市旭1-8-28 弁護士会内	0985(22)2466
鹿児島	〒892-0816　鹿児島市山下町13-47 弁護士会内	0992(26)3765
◎那覇	〒900-0023　那覇市楚辺1-5-15 弁護士会内	098(833)5545
コ　ザ	〒904-2143　沖縄市知花345 弁護士会分室内	098(938)3863

資料9　高次脳機能障害関連図書

書名・著者・発行所・判型・ページ・本体価格（税別）

●書店で注文可能な本

『生きててもええやん　―「脳死」を 拒んだ若者たち―』
　頭部外傷や病気による後遺症を持つ若者と家族の会／編
　（せせらぎ出版）四六判　242頁　1,429円

『あなたの脳も危ない　―福祉の谷間からの告発―』
　頭部外傷や病気による後遺症を持つ若者と家族の会／編
　（せせらぎ出版）A5判　140頁　1,333円

『脳外傷 ぼくの頭はどうなったの?!
　―交通事故などの後遺症に悩む若者たち―』
　原口三郎／著（明石書店）四六判　224頁　1,500円

『Q & A　脳外傷　―本人と家族のためのガイドブック―』
　日本脳外傷友の会／編（明石書店）A5判　124頁　1,000円

『脳外傷リハビリテーションマニュアル』
　神奈川リハビリテーション病院脳外傷マニュアル編集委員会／著
　（医学書院）B5判　184頁　4,500円

『高次脳機能障害とリハビリテーション』
　千野直一・安藤徳彦・大橋正洋／編
　（金原出版）B5判　184頁　5,000円

『脳外傷者のリハビリテーション　―就労をめざして―』
　岩崎貞徳／監訳・大橋正洋／解説
　（三輪書店）B5判　150頁　3,200円

『脳外傷者の社会生活を支援するリハビリテーション』
　阿部順子／編著・永井肇／監修
　（中央法規出版）B5判　173頁　3,000円

『脳の障害と向き合おう！　―理解できる高次脳機能障害―』
　中島恵子／著（ゴマブックス）B5判　111頁　1,333円

『家庭でできる脳のリハビリ「注意障害」編　－理解できる高次脳機能障害－』
中島恵子／著（ゴマブックス）B5判　129頁　1,333円

『脳は甦る　－音楽運動療法による甦生リハビリ－』
野田燎・後藤幸生／著（大修館書店）B6判　247頁　2,200円

『芸術と科学の出合い　－音楽運動療法の理論と実践－』
野田燎／著（医学書院）B5変形　138頁　2,700円

『頭部外傷症候群　－後遺症のマネージメント－』
岩倉博光・岩谷力・土肥信之／編集
（医歯薬出版）A5判　223頁　4,300円

『高次脳機能障害』（言語聴覚療法シリーズ3）
長谷川賢一／編著（建帛社）B5判　176頁　2,400円

『加害者天国ニッポン』
松本誠／著（GU企画出版部）1,600円

●書店で市販されておらず、直接注文が必要な本

『近畿の高次脳機能障害支援最前線　－公開セミナー「高次脳機能障害の社会的支援」報告集－』
日本職業リハビリテーション学会近畿ブロック研究会／編集・発行（電話 072-244-8000 内線253）1,000円

『やってみよう！こんな工夫　－高次脳機能障害者への対応事例集－』
高次脳機能障害研究会／編
（筒井書房・発売）B5判　59頁　1,000円

『脳外傷交流シンポジウム報告集』同実行委員会／編集・発行
（電話 0462-49-2570）　1,100円

『脳外傷　アメリカの今』'99米国脳外傷研究会／編集・発行
（電話 052-835-3811）800円

『街の中へ　－知的リハビリの記録　その後－』
支える会／編集・発行　A4判　63頁　1,100円